Das Breifrei Kochbuch für Babys

Gesund und lecker kochen mit Baby Led Weaning

Ernährungs Experten

1. Auflage
2020

Inhaltsverzeichnis

Einführung 8

Breifreie Beikost 9

Ist mein Baby bereit für die breifreie Ernährung? 10

Vor- und Nachteile von Baby Led Weaning 12

VORTEILE 12

NACHTEILE 14

FAZIT 15

Geeignete Lebensmittel 16

OBST 17

GEMÜSE 20

Gekochtes Gemüse 20

Gedünstetes Gemüse 21

Geschmortes oder gebratenes Gemüse 22

Im Ofen zubereitetes Gemüse 23

Rohkost-Gemüse 24

BROT 25

WURST 26

KÄSE 26

FLEISCH 27

FISCH 27

EIER 28

NUDELN 28

Ungeeignete Lebensmittel 29

Alternativen für ungeeignete Lebensmittel 33

Zusätzliche Flüssigkeitszufuhr 35

LEITUNGSWASSER 35

TEE 36

SAFTSCHORLE 36

Integration in den Familienalltag 37

Rezepte 38

Der perfekte Start in den Tag 38

Apfel-Kiwi-Quark 38
Apfeljoghurt 39
Avocado- und Bananencreme 40
Frenchtoast mit Apfelmus 41
Frühstücksquinoa 42
Gemüse-Ei-Pfannkuchen 43
Haferflocken-Apfelküchlein 44
Karottenpfannkuchen 46
Kokosmüsli 47
Muffins 48
Rohkostteller 49
Weißbrotröllchen mit Avocadoaufstrich 50
Zwieback mit Mus 51

Süße und saure Aufstriche 52

Curry-Linsen-Aufstrich 52
Heidelbeermarmelade 53
Quarkaufstrich 54
Schokoaufstrich 55
Tomatenaufstrich 56

Suppen 57

Ingwer-Grünkohl-Suppe 57
Karottensuppe 58
Kartoffel-Zucchini-Suppe 59
Kiwi-Spinat-Suppe 60
Kürbissuppe 61

Salate 63

Couscous-Gurken-Tomaten-Salat 63

Erdbeeren-Löwenzahnsalat 64
Kiwi-Avocado-Salat 65
Wassermelonensalat 66
Fleischgerichte 68
Eintopf mit Lamm 68
Gefüllte Putenröllchen 69
Geschnetzeltes vom Rind 71
Hackfleischbällchen 72
Hähnchen-Brokkoli-Pfanne 73
Hähnchen-Grünkohl-Steckrüben-Curry 75
Pasta mit Linsen und Wiener Würstchen 76
Schweinebraten 77
Tortellini-Schinken-Auflauf 78
Fischgerichte 80
Fish and Chips 80
Kabeljauauflauf 81
Lachscurry 83
Pangasiusfilet 84
Schnitzel vom Seeteufel 85
Vegetarische und vegane Gerichte 87
Brokkoli-Karotten-Pfanne 87
Brokkolistäbchen 88
Curry mit Zucchini und Linsen 89
Dinkelstäbchen 91
Erbsenpüree 92
Falafel 93
Fladen mit Ziegenkäse und Kürbis 94
Gebackene Rote Bete 95
Gefüllte Teigtaschen 96
Gemüseeintopf 97
Gnocchi 99

Gratin 100
Karamelltofu 101
Kartoffel-Zucchini-Karotten-Frikadellen 102
Omelett 104
Paella mit Gemüse 105
Parmesantaler mit Nudeln und Avocadocreme 106
Pommes 107
Püree mit Kartoffel und Rote Bete 109
Reibekuchen 110
Rote Bete-Ananas-Auflauf 111
Sellerie mit Gemüsetunke 112
Sesamspinat mit Karotten 113
Spinat mit Spiegelei 114
Zucchinistifte 115

Beilagen 117

Brokkoliröllchen 117
Cremiges Rote Bete-Kichererbsen-Püree 118
Gebackene Zucchinischeiben 119
Gefüllte Paprika 120
Gegrillte Auberginen 121
Nuggets aus Kohlrabi 122
Reibekuchen aus Gemüse und Spaghetti 124
Pfannkuchen mit Zucchini-Quark-Belag 125
Semmelknödel 126

Snacks 128

Feigen-Pistazien-Kugeln 128
Gurken-Schafskäse-Canapes 129
Pastinakentaler 130
Pikante Bällchen 131
Sesam-Hackfleischkugeln 132

Süße Verführungen 134

Apfelspalten 134
Avocado-Schokocreme 135
Bananen-Polenta-Gratin 136
Backbananen 137
Bananenküchlein 138
Chia-Bananencreme 139
Erdbeeren mit Schokoladenglasur 140
Fruchtsalat 141
Grießbrei mit Pflaumenmus 142
Kakiquark mit Sternenfruchtscheiben 143
Kaiserschmarrn 144
Karamellsüßspeise 145
Kirschen-Erdbeerencreme 146
Kokosstäbchen 148
Kartoffel-Quark-Kekse 149
Käsekuchen in Stangen 150
Obstquark 151
Pistaziensüßspeise 152
Quark-Joghurt-Creme mit Haferflocken 154
Reisbrei 155
Waffeln mit Joghurt und Granatapfelkernen 156
Nachwort 157
Haftungsausschluss 158
Urheberrecht 158
Impressum 159

Einführung

Erstmals herzlichen Glückwunsch an Sie, liebe Eltern, zu Ihrem kleinen Wonneproppen!

Natürlich möchten Sie nun bei Ihrem Kind nichts falsch machen und sind auf der Suche nach der für Ihre Familie am besten passenden Ernährungsweise. In diesem Sinne darf ich Sie herzlich willkommen heißen und garantiere Ihnen, mit diesem Buch einen umfassenden Ratgeber sowie ein Kochbuch mit zahlreichen Rezepten in der Hand zu halten.

Bestimmt haben auch Sie bereits die Erfahrung gemacht: Kaum ist Ihr Kind auf der Welt, kommen Ratschläge von allen Seiten, wie Sie Ihr Kind am besten erziehen sollten, welches Spielzeug ein absolutes Desaster darstellt, welchen Schlafrhythmus Sie Ihrem Kleinen beizubringen haben und natürlich auch, welche Ernährung die Richtige für Ihr Kind ist. Dabei kann ich Ihnen schon vorweg verraten: *Die* richtige Ernährung gibt es nicht! Aber Genaueres später.

Im ersten Teil dieses Buches erwarten Sie theoretische Grundlagen zur breifreien Ernährung. Dabei erhalten Sie sowohl eine grundlegende Einführung in das Thema selbst als auch praxisrelevante Tipps für den Start mit breifreier Beikost. Natürlich bekommen Sie auch eine Lebensmittelliste, die Vor- und Nachteile von Baby Led Weaning sowie Anregungen zur Integration in den Familienalltag.

Anschließend gehen wir gemeinsam in die Praxis über. Dabei stellen wir Ihnen die besten breifreien Rezepte zur Verfügung. Hier kommt bestimmt jeder auf seinen Geschmack. Immerhin sind nicht nur Rezepte für die größten Fleischtiger dabei, sondern auch vegetarische und vegane Gerichte kommen nicht zu kurz.

Aber nun genug der einleitenden Worte. Ich wünsche Ihnen viel Freude beim Lesen, Durchstöbern und Nachkochen der Rezepte!

Breifreie Beikost

„Starten Sie zuerst nur mit wenigen Löffeln Brei. Davon zu Beginn aber nur Karotte. Erst wenn dies gut klappt, fügen Sie auch eine Kartoffel zum Karottenbrei hinzu. Danach dürfen Sie erst übergehen und mageres Fleisch mit unter den Brei mischen"

Kommen Ihnen solche Worte und Vorgaben bekannt vor? Dann schlagen Sie sich diese am besten sofort wieder aus dem Kopf. *Die* richtige Ernährung für Babys gibt es – wie einleitend bereits erwähnt – nicht. Wichtig ist, immer auf die Bedürfnisse Ihres Kindes einzugehen. Bei der breifreien Ernährung gibt es zudem auch keine strikten Regeln und somit auch weder ein Richtig noch ein Falsch. Grundsätzlich ist alles erlaubt. Ein paar Anregungen, vor allem in Bezug auf geeignete und weniger geeignete Lebensmitteln, geben wir Ihnen aber in den folgenden Kapiteln dennoch mit auf den Weg.

Ist mein Baby bereit für die breifreie Ernährung?

Bestimmt stellen auch Sie sich die Frage, ab wann Sie denn nun mit der breifreien Beikost beginnen sollten. Diese ist grundsätzlich ganz einfach beantwortet: **Ihr Baby wird es Ihnen zeigen!**

Jedes Kind ist individuell – so auch der Start in die breifreie Ernährung. Manche Babys sind früher bereit dafür, andere erst etwas später. Aber keine Angst: Auch hier gibt es nicht *den* richtigen Zeitpunkt. Um Ihnen einen Anhaltspunkt zu geben: Durchschnittlich sind Babys im Alter von 6 Monaten bereit für die Beikost. Natürlich gibt es aber auch Babys, die bereits mit 4 Monaten, andere erst mit 9 oder sogar 12 Monaten mit uns mitessen möchten. Achten Sie daher immer auf die Bedürfnisse Ihres Kleinen.

Das Alter spielt hierbei somit eine viel unwichtigere Rolle als die sogenannte „**Beikostreife**". Diese ist gegeben, sobald Ihr Baby mit wenig bis keiner Unterstützung alleine sitzen und seinen Kopf halten kann. Weitere Anzeichen dafür können generelles Interesse für Dinge, wie etwa Lebensmittel, sein. Für die breifreie Ernährung spricht zudem auch, wenn Ihr Kind nach Dingen greift, diese in den Mund steckt und auch daran lutscht. Mit der Zeit merken Sie auch, dass Ihr Baby den Zungenstreckreflex verlieren wird. Sie kennen die Situation bestimmt, wenn Sie Ihrem Kleinen einen Brei oder andere Mahlzeiten geben und es diese wieder herauslässt. Daran merken Sie, dass der Zungenstreckreflex vorhanden ist. Geht dieser verloren, beginnt das Baby, die Nahrung zu schlucken. Dies entwickelt sich im Laufe der ersten Monate.

Natürlich ist auch hier jedes Kind individuell. Aber ich garantiere Ihnen: Sie als Mutter oder Vater kennen Ihr Kind doch am besten und ich bin überzeugt davon, Sie werden instinktiv merken, wann der richtige Zeitpunkt gekommen ist.

Beikostreifezeichen – Kurz zusammengefasst

- Möglichst eigenständiges Sitzen.
- Selbständiges Halten des Kopfes.
- Interesse an Gegenständen und Nahrung.
- Abschwächen des Zungenstreckreflexes.

Vor- und Nachteile von Baby Led Weaning

Baby Led Weaning hat viele Befürworter, aber auch Kritiker, was oft zu einer Verunsicherung junger Eltern führt. Um Ihnen diese Verunsicherung zu nehmen, stellen wir Ihnen nachfolgend zur besseren Einschätzung die Vor- und Nachteile von Baby Led Weaning im Überblick dar.

Vorteile

Baby Led Weaning ist die natürlichste Beikostmethode, da sie den angeborenen Forschungs- und Experimentierdrang eines Babys unterstützt und fördert. Das Kind erlebt die Lebensmittel mit allen zur Verfügung stehenden Sinnen, indem es diese abtastet, riecht, sieht, in den Mund steckt und das Geräusch hört, wenn es auf ihnen herum patscht. Aber auch Größe, Gewicht, Form, Konsistenz und Menge werden wahrgenommen.

Das selbständige Aufnehmen der Nahrungsmittel leistet einen wichtigen Beitrag zur Schulung der Hand-Augen-Koordination und zum Erlernen des Pinzettengriffs.

Die Vielfältigkeit der angebotenen Lebensmittel erlaubt dem Nachwuchs mannigfaltige Erfahrungen mit unterschiedlicher Beschaffenheit zu machen.

Darauf beruhend ist Kauarbeit in unterschiedlichsten Intentionen notwendig, was eine Kräftigung der gesamten Kiefermuskulatur zur Folge hat und später zur Stärkung der Milchzähne beiträgt. Doch auch schon das Zerdrücken der Nahrung mit den Kauleisten verleiht der Gesichtsmuskulatur Kraft, wodurch die Sprachentwicklung wiederum positiv beeinflusst wird.

Die Freiheit, im eigenen Tempo angemessen zu essen, mindert die Gefahr des Verschluckens und damit des Erstickens erheblich.

Mit Selbstbestimmung essen, heißt schon früh den Zusammenhang zwischen Nahrungsaufnahme und Sättigungsgefühl zu begreifen, was nachweislich Übergewicht vorbeugt und somit den Grundstock für gesunde Essgewohnheiten legt. Darüber hinaus entwickelt der kleine Schatz Selbstständigkeit und Selbstvertrauen durch das eigenständige Essen, gepaart mit einem wunderbaren Zugehörigkeitsgefühl, da er mit der gesamten Familie am Tisch isst.

Positiver Nebeneffekt für die Familie ist die Bewusstseinsentwicklung für eine gesündere Ernährungsweise.

Jedoch gibt es nicht nur ausschließlich Vorteile für den kleinen Wonneproppen, denn auch Sie als Eltern profitieren von Baby Led Weaning, da Sie nicht eine extra Kochrunde einlegen müssen, weil Ihr kleiner Liebling sich einfach das munden lässt, was alle Familienmitglieder essen.

Reisen oder Restaurantbesuche gestalten sich problemloser, da keinerlei Equipment mitgenommen werden muss.

Ein weiterer positiver Aspekt findet sich in der Ersparnis von Zeit und Geld, da Sie weder Babynahrung kaufen, noch extra Mahlzeiten zube reiten müssen.

Nachteile

Wie alle Dinge des Lebens bringt auch Baby Led Weaning nicht nur Vorteile mit sich.

Von Kritikern wird immer wieder angeführt, dass aufgrund zu großer Nahrungsstücke Erstickungsgefahr bestehen kann.

Allerdings sollte es selbstverständlich sein, die Kleinen beim Essen niemals ohne Aufsicht zu lassen und wer auf Nummer sicher gehen möchte, hat die Möglichkeit einen Erste-Hilfe-Kurs für Babys und Kleinkinder zu besuchen. Auch dies kann einem Elternteil schon eine Menge Angst und Befürchtung nehmen.

Gelassenheit, Geduld und Ruhe müssen ausreichend vorhanden sein, um eine gewisse Unsicherheit zu vermeiden. Schließlich geht Ihr kleiner Schatz seinen Beikostweg in seinem eigenen Tempo, was dazu führen kann, dass seine Spielkameraden schon längst ihren Brei löffeln und er noch nicht das nötige Interesse für Beikost zeigt. Zur Zerreißprobe kann auch der nicht enden wollende Wäscheberg werden, denn Experimentierfreude lässt sich selten sauber ausleben. Da die Umgebung meist auch ins Experimentieren mit einbezogen wird, nimmt Ihr tägliches Putzpensum neue Dimensionen der Bewältigung an.

Viele Lebensmittel werden aufgrund von Bodenberührung ihren Weg in den Müll finden, was ein gewisses Maß an Toleranz erfordert.

Negativ bewertet werden darf, dass ältere Geschwister auch wieder vom Spiel mit dem Essen fasziniert sind und ihre erlernten Essmanieren kurzzeitig vergessen.

Experten warnen davor, dass Baby Led Weaning zu einem Nährstoffmangel führen kann, da die Kleinen zu wenig essen, um ausreichend versorgt zu sein, was sich aber aufgrund des zusätzlichen Stillens oder Fläschchen Gebens, leicht widerlegen lässt.

Bei Kindern mit einer Beeinträchtigung im motorischen Bereich oder einem Entwicklungsrückstand, der das selbstständige Essen beeinträchtigt, ist es schwierig, diese Beikostmethode erfolgreich umzusetzen.

Der Übergang von Muttermilch zu fester Kost wird voraussichtlich einen längeren Zeitraum in Anspruch nehmen, wobei jeder für sich entscheiden muss, ob dieser Umstand wirklich als Nachteil zu sehen ist.

Der anstrengendste Nachteil sind wohl die Skeptiker und die damit verbundenen, immer wiederkehrenden Erklärungen, warum Sie gerade dieses Beikostkonzept gewahlt haben.

Fazit

Baby Led Weaning nur schwarz oder weiß zu sehen, vernebelt den Blick für das Wesentliche, denn der radikale Weg ist meistens nicht von Erfolg gekrönt.

Deshalb ist es wichtig, dass Sie Ihrem Bauchgefühl vertrauen, um den Mittelweg zu finden, der für Sie und Ihren Sprössling akzeptabel ist. Sie kennen Ihr Kind und seine Bedürfnisse am besten, sodass das Vertrauen in Ihre Intuition Sie davor bewahren kann, von der Informationsflut überrollt zu werden, die als Auslöser für aufkommende Unsicherheit prädestiniert ist.

Mit dem Wohl Ihres Kindes im Auge wird es Ihnen leicht fallen, der Gegenwehr und dem Unverständnis Ihrer Umgebung zu trotzen.

Geeignete Lebensmittel

Erlaubt ist eigentlich alles Weiche, was gesund ist. Da Babys ab dem 5. Schwangerschaftsmonat ihren Geschmackssinn entwickeln, ist es schlau, mit Lebensmitteln zu beginnen, die Sie als Mama während Schwangerschaft und Stillzeit besonders gerne gegessen haben bzw. jetzt noch essen. Ihr Baby hat diese Geschmacksrichtungen bereits über das Fruchtwasser und die Muttermilch kennengelernt.

Im Allgemeinen kristallisiert sich der Start mit Obst und Gemüse am einfachsten, aber im Prinzip kann der kleine Wonneproppen fast alles probieren, was das Familienessen bietet.

Nachstehend finden Sie eine Liste von geeigneten Lebensmitteln für die breifreie Beikost, die besonders beliebt sind.

Obst	
• Apfel • Banane • Birne • Pflaume • Pfirsich • Avocado	• Wassermelone • Nektarine • Mango • Erdbeeren • Trauben

Gemüse	
• Kartoffeln	• Kartoffeln
• Pastinaken	• Pastinaken
• Karotten	• Karotten
• Erbsen	• Erbsen
• Kürbis	• Kürbis
• Fenchel	• Fenchel
• Aubergine	• Aubergine

Weitere Lebensmittel	
• Brot	• Fisch
• Wurst	• Eier
• Käse	• Nudeln
• Fleisch	

Obst

Apfel

Äpfel zählen zum klassischen Einsteigerobst bei Baby Led Weaning und dürfen ab Beikostbeginn auf dem Speiseplan stehen.

In Äpfeln finden sich unter anderem Vitamin C, E, K, B2 und B6, sowie Eisen, Magnesium, Kalzium, Kalium und Natrium.

Banane

Auch Banane eignet sich hervorragend zum Einstieg und kann somit ab dem 6. Monat bedenkenlos gegeben werden.

Eisen, Folsäure, Kalium, Kupfer, Magnsium und Beta-Carotin sind in den süßen Früchten ebenso enthalten wie jede Menge Vitamine, Balllaststoffe, Antioxidantien und Mineralstoffe.

Birne

Birne gehört ebenfalls zu den Obstsorten, die prädestiniert für den Start sind und die sich der kleine Schatz ab dem 6. Monat schmecken lassen kann.

Vitamine der B-Gruppe, sowie Vitamin A und C, Folsäure, Kalzium, Kalium und Magnesium machen die Birne zu einem sehr gesunden Früchtchen.

Pflaume

Die Pflaume ist eine verdauungsfördernde Frucht und kann ab dem Beikostbeginn ohne Stein angeboten werden.

Zink, Kalium, Magnesium, Kalzium und Eisen sind in der Pflaume ebenso erhalten wie Vitamine aus dem B-Komplex und Vitamin A, C und E.

Avocado

Die Aufrechterhaltung des Stoffwechsels ist dem Nachwuchs mit der Avocado als Mikronährstofflieferant garantiert.

Avocados enthalten Vitamin B2, B3, B5, B6, B9, C, E und K1, sowie Mangan, Kalium, Magnesium und Kupfer.

Wassermelone

Wassermelone eignet sich ohne Kerne als Beikost ab dem 7.Monat und ist reich an Vitamin C, B1 und B6. Darüber hinaus finden sich in der Wassermelone Carotinoide, Kalium, Eisen, Magnesium und Natrium.

Pfirsich

Pfirsiche erweisen sich als ideale Helfer, wenn es darum geht, die Abwehrkräfte zu stärken, sodass ihr Fruchtfleisch ab dem 7. Monat auf Babys Speiseplan einen festen Platz verdient hat.

Neben Vitamin A, B1, B2 und C verfügen Pfirsiche über Magnesium, Kalzium und Kalium.

Nektarinen

Das Fruchtfleisch der Nektarinen darf Ihr kleiner Liebling auch ab dem 7. Monat probieren.

Nektarinen sind reich an Vitamin E, Beta-Carotin, Magnesium und Kalium.

Mango

In den Reihen der Obstsorten, die ab dem 7. Monat einsetzbar sind, reiht sich auch die Mango ein.

Zu ihren Inhaltsstoffen gehören Vitamin B, C, E, Folat und Beta-Carotin, welches eine positive Auswirkung auf die Sehkraft hat.

Erdbeeren

Frische Erdbeeren sollten erst ab dem 10. Monat als Beikost gereicht werden. Wollen Sie, dass die Früchtchen schon von Beginn an zum Einsatz kommen, sollten sie in gedünsteter Form angeboten werden, da sie dann verträglicher sind.

Komponenten, wie Vitamin A, B3, C, K, Phosphor, Magnesium, Kalzium und Kalium deklarieren Erdbeeren als gesundes Obst.

Trauben

Trauben können in halbierter Form und ohne Kerne ab dem 10. Monat gereicht werden.

Vitamin A, B, C, E, K, Folsäure, Biotin, sowie Magnesium, Kalzium, Eisen, Kalium und Phosphor stecken in dem süßen Obst.

Gemüse

Gekochtes Gemüse

Beim Kochen wird das Gemüse in Wasser oder einer anderen Flüssigkeit, die bis zum oder um den Siedepunkt erhitzt wurde, gegart.

Kartoffeln

Kartoffeln in gekochter Form dürfen Ihrem Sprössling ab dem 6. Monat munden. ls Sticks geschnitten können sie von Ihrem Kleinen perfekt gegriffen werden.

Die Zubereitung als Kartoffelspalten im Backofen ist ebenfalls möglich.

Vitamin B und C, ebenso wie Folsäure, Schwefel, Phosphat, Kalium und Kuper zählen zu den Inhaltsstoffen von Kartoffeln.

Karotten

Karotten können ebenfalls in Stickform ab dem 6. Monat angeboten werden.

Karotten enthalten Vitamin A, B1, B2, B6, C, E und Magnesium, Eisen, Kalium, Zink und Phosphor. Vitamin A ist ein wichtiger Bestandteil für die Sehfähigkeit.

Pastinake

Das gesunde Wurzelgemüse darf ab dem 6. Monat den Speiseplan bereichern.

Inhaltsstoffe, wie Vitamin C und E, sowie Folsäure und Kalium, welches für die Impulsweiterleitung der Nerven und Muskeln und den Aufbau des Bindegewebes gebraucht wird, machen dieses Gemüse besonders wertvoll.

Erbsen

Der Verzehr von gekochten Erbsen ist erst ab dem 8. Monat empfehlenswert, da Ihr Liebling bis dahin gewohnt ist, feste Lebensmittel zu schlucken.

Viele B-Vitamine, Beta-Carotin, sowie Zink, Eisen, Magnesium und Kalzium bringen der Erbse Pluspunkte ein.

Gedünstetes Gemüse

Beim Dünsten wird das rohe Gemüse ganz ohne oder mit wenig Flüssigkeit gegart.

Unterschieden wird zwischen dem Dünsten in Eigenflüssigkeit, in Fremdflüssigkeit oder mit Fett.

Brokkoli

Ab dem 7. Monat gehört Brokkoli zu den Gemüsearten, die sich auch gedünstet von Ihrem Kleinen gut greifen lassen.

Enthalten sind in den Brokkoliröschen Vitamin C, E, K, wie auch Zink, Kalium, Magnesium, Eisen und Kalzium.

Blumenkohl

Blumenkohl wird Ihren kleinen Schatz ab dem 7. Monat erfreuen, da er sich ebenfalls gut greifen lässt und mit Vitamin B1, B2, B6, C, E, Natrium, Phosphor, Kalzium, Eisen, Kalium, Jod, Kupfer und Zink äußerst gesund ist.

Kohlrabi

Kohlrabi darf ab dem 8. Monat als gedünstete Sticks angeboten werden.

Reich an Vitamin A, B1, B2, B6 und Niacin, sowie den Mineralstoffen Magnesium, Phosphor, Eisen, Kalzium und Kalium bietet sich dieses Gemüse für die Beikost geradezu an.

Geschmortes oder gebratenes Gemüse

Beim Schmoren wird das Gemüse zunächst angebraten und der Garvorgang dann in kochender Flüssigkeit fortgesetzt.

Beim Braten hingegen wird das Gemüse bei großer Hitze ohne Flüssigkeit gegart. Im weitläufigen Sinn kann unter Braten auch das Grillen verstanden werden.

Kürbis

Ins Beikostangebot aufgenommen werden kann Kürbis ab dem 6. Monat.

Selbst in geschmorter oder gebratener Form verfügt Kürbis über Vitamin A, C, E und Eisen, Kalzium, Magnesium und Kalium.

Fenchel

Die kleine Knolle kann ab dem 6. Monat von Ihrem Kind verspeist werden. Fenchel zeigt eine optimale Wirkung bei Blähungen.

Vitamin A, E und K sind ebenso enthalten wie Folsäure, Beta-Carotin, Kalzium, Magnesium, Kalium, Eisen und Mangan.

Aubergine

Ab dem 7. Monat darf die Aubergine die Kost Ihres Knirpses erweitern.

Ihre Inhaltsstoffe reichen von Vitamin A, B1, B2, B3, B5, B6, B7, C und E über Folsäure, Schwefel, Chlorid, und Phosphor bis hin zu Natrium, Kalium, Magnesium und Kalzium.

Im Ofen zubereitetes Gemüse

Im Ofen zubereitetes Gemüse wird in der Regel in rohem Zustand auf ein Blech gelegt und bei mittlerer Hitze fertiggegart.

Zucchini

Zucchini punktet mit vielen wertvollen Nährstoffen und kann ab dem 6. Monat gereicht werden. Vitamin B1, B2 und C, ebenso wie Phosphor, Eisen, Kalzium, Natrium und Kalium machen Zucchini zu einer sehr gesunden Gemüsesorte.

Spargel

Spargel hat positive Auswirkungen auf Herz, Kreislauf und Knochen Ihres kleinen Schatzes und kann bedenkenlos ab dem 8. Monat die Beikost bereichern.

Zu einem besonderen Gemüse zählt Spargel durch die Vitamine B, C und E, aber auch durch Kalium, Magnesium, Eisen, Kupfer und Kalzium.

Rohkost-Gemüse

Hierzu wird das Gemüse in seiner ursprünglichen Beschaffenheit verzehrt.

Gurke

Das grüne Gemüse ist äußerst gesund und auch noch unheimlich lecker, sodass es ab dem 6. Monat zum Beikostbeginn an den Start gehen kann.

Mit Inhaltsstoffen, wie Vitamin B1, B2, B3, B5, B6, B7, B9, C und E, sowie Iodid, Kupfer, Zink, Eisen, Mangan, Fluorid und Chlorid, Kalzium, Phosphor, Magnesium, Kalium und Schwefel bietet die Gurke eine breitgefächerte Nährstoffpalette.

Tomate

Aufgrund der doch für Babys relativ harten Außenhaut sollte die rote Leckerei nicht vor dem 10. Monat als Rohkost auf dem Speiseplan erscheinen.

Vitamin A, B1, C, E und die Mineralstoffe Kalzium, Kalium und Magnesium machen die Tomate zu einem nicht nur schmackhaften, sondern auch gesunden Gemüse.

Paprika

Ebenso wie die Tomate verfügt die Paprika über eine Außenhaut, sodass die Kleinen diese nicht vor dem 10. Monat als Rohkost serviert bekommen sollten. Ansonsten zählt auch die Paprika aufgrund ihrer Inhaltsstoffe zu den besonders gesunden Gemüsesorten.

Enthalten sind in ihr Vitamin B1, B2, B6, C, E, Folsäure, Magnesium, Kalium, Eisen, Kalzium, Phosphat, Zink und Natrium.

Brot

Einfaches weiches Brot frei von Nüssen und Körnern erweist sich als das ideale Fingerfood für Ihren kleinen Schatz ab dem 9. Monat. Die Rinde kann nach Bedarf, wenn sie zu hart ist, abgeschnitten werden und das Brot selbst lässt sich in Form von Sticks oder Würfeln von Ihrem Nachwuchs besser greifen.

Das Brot sollte salzarm sein, wobei Sie sich an folgenden Richtwert halten können: 1g Salz pro100g Brot.

Auch wenn der kleine Wonneproppen wahrscheinlich am liebsten nach Weißbrot oder Brötchen greift, Sollten Sie lieber Roggen -, Dinkel - oder Bauernbrot anbieten, da diese Sorten zum einen gesünder sind und es zum anderen schwierig ist, Kinder, die Weißbrot gewöhnt sind, für dunkle Brotsorten zu begeistern.

Je nach Vorliebe Ihres Sprösslings kann etwas Butter oder Margarine als Belag mit angeboten werden.

Wurst

Zum Thema „Wurst" bei Baby Led Weaning gibt es heiße Diskussionen. Während die eine Hälfte Wurst im 1. Lebensjahr komplett für überflüssig hält, tendiert die andere Hälfte dazu, dass nur rohe Wurst nichts auf dem Speiseplan zu suchen hat, wohingegen nichts aus medizinischer Sicht dagegen spricht ab und zu geringe Mengen Fleisch- oder Streichwurst anzubieten.

Letztendlich entscheiden können nur Sie, welche Alternative für Sie und Ihr Kind die Richtige ist. Allerdings sollten Sie in Ihre Überlegungen einfließen lassen, dass Wurst oft mit Medikamentenrückständen versehen ist und deshalb ausschließlich in Bioqualität gekauft werden sollte.

Käse

Käse als Fingerfood in Form von Sticks oder Würfeln sollten Sie Ihrem Nachwuchs nicht vor dem 12. Monat anbieten, beigemischt in einer Suppe ist dieses schon ab dem 6. Monat möglich. Allerdings sollte in beiden Fällen der Käse Bioqualität vorweisen, mild und salzarm sein und nur in kleinen Mengen zur Verfügung gestellt werden.

Käsesorten, wie ein dezenter Ziegen- oder Frischkäse, Emmentaler oder Gouda in hauchdünnen Scheiben, Hüttenkäse oder Ricotta in kleinen Mengen, sind besonders gut geeignet für Ihren kleinen Liebling.

Fleisch

Fleisch ist ein wichtiger Lieferant von Eisen und Vitamin B12 und kann ab dem 6. Monat angeboten werden.

Voraussetzung ist auch hier Bioqualität und dass es nur komplett durchgegart oder gebraten angeboten wird. Des Weiteren sollte das Fleisch sehr mager sein.

Am besten eignet sich Hähnchen- oder Putenfleisch, da es besonders leicht verdaulich ist und gut auseinandergezupft werden kann. Aber auch gegen Schweine-, Rind- und Lammfleisch ist nichts einzuwenden.

Allerdings sollte Fleisch aufgrund des hohen Proteingehalts nicht mehr als zweimal pro Woche auf dem Speiseplan erscheinen.

Fisch

Fisch darf in gedünsteter und niemals roher Form ab dem 6. Monat als Beikost seinen Einsatz finden. Natürlich sollte er von erstklassiger Qualität und grätenfrei sein. Das MSC-Siegel steht bei gekauftem Fisch für nachhaltigen und umweltverträglichen Fang.

Geeignet sind vor allem Süßwasser- und Seefische, wozu Thunfisch, Scholle, Seelachs, Kabeljau, Forelle und Makrele zählen.

Fisch gehört zu den Fett- und Eiweißlieferanten, welche das Zellwachstum Ihres kleinen Wonneproppens unterstützen.

Auch Fisch sollte nicht mehr als zweimal wochentlich angeboten werden.

Eier

Eier können ab dem 9. Monat ein Bestandteil der Beikost werden, vorausgesetzt sie sind frisch, in Bio Qualität und werden mindestens 10 Minuten gekocht oder als festes Rührei verarbeitet.

Die lange Kochzeit beugt Salmonellen vor.

Das Eigelb kann bei zu früher Verkostung Allergien auslösen und ist abgesehen davon auch noch schwer verdaulich für Ihren Kleinen.

Nudeln

Nudeln zählen zu den Lieblingsspeisen fast aller Kinder und dürfen in weichgekochter Form ab dem 6. Monat von Ihrem Sprössling gegessen werden.

Durch den frühen Verzehr von Nudeln aus 100% Hartweizengrieß oder Vollkorn hat der kindliche Körper die Möglichkeit, sich über einen langen Zeitraum in geringen Mengen an das enthaltene Gluten zu gewöhnen.

Ungeeignete Lebensmittel

An die neue Kost muss sich das Verdauungssystem Ihres Nachwuchses erst langsam gewöhnen und so gibt es Lebensmittel, bei denen der kindliche Organismus noch nicht in der Lage ist, sie perfekt zu verwerten oder die sogar gefährlich werden können.

Aber auch die noch unvollständige Entwicklung des Immunsystems spielt eine wesentliche Rolle, da Antikörper gegen störende Stoffe erst im Aufbau sind. Ähnlich sieht es mit den in der Nahrung enthaltenen Keimen aus, die aufgrund dieser unvollständigen Ausbildung eine extrem starke Reaktion hervorrufen können.

Nachfolgend erhalten Sie einen Überblick über die wichtigsten ungeeigneten Lebensmittel für Babys.

Ungeeignete Lebensmittel	
• Nüsse • Fleisch und Fisch • Honig und Ahornsirup • Bestimmte Getreidesorten • Rohmilchprodukte	• Eier • Zucker • Salz • Blattsalat • Alkohol, Koffein und Teein • Wasser

Nüsse

Nüsse im Ganzen sollten Sie Ihrem Knirps keinesfalls geben, da er daran ersticken könnte. Deshalb Nüsse immer in gemahlener Form oder als Mus anbieten.

Fleisch und Fisch

Fleisch, wie auch Fisch dürfen niemals in rohem Zustand oder nur halb durchgebraten angeboten werden, da Sie Ihren Kleinen damit einer Salmonelleninfektion aussetzen könnten.

Honig und Ahornsirup

Honig und Ahornsirup sind für Babys im 1. Lebensjahr nicht nur völlig ungeeignet, sondern sogar äußerst gefährlich, da sie Darminfektion auslösende Bakterien enthalten, die schlimmstenfalls zum Tod führen können.

Bestimmte Getreidesorten

Amaranth, Buchweizen und Quinoa sind sogenannte Pseudogetreide, welche neben Eiweiß und Mineralien auch schädliche Substanzen enthalten. Hierzu zählen beispielsweise die Gerbstoffe im Amaranth, die die Aufnahmefähigkeit von Mineralien und Vitaminen herabsetzen und Verdauungsenzyme, sowie Eiweißverwertung drosseln.

Außerdem kann es zu Darmschleimhautreizungen und durch den hohen Puringehalt zur Schädigung der Nieren kommen.

Rohmilchprodukte

Durch ihren hohen Gehalt an Mineralien und Eiweiß stellt Rohmilch für die Nieren Ihres Wonneproppens in den ersten 12-15 Monaten eine große Belastung dar, ebenso wie für den Darm. Beim ersten Kontakt kann es unter Umständen bei Ihrem Sprössling zu allergischen Reaktionen kommen, wenn er besonders empfindlich ist. Wenn Sie das Abenteuer „Rohmilch" dennoch vor Ablauf des 1. Lebensjahres starten möchten, beginnen Sie mit speziellen Babyjoghurts aus dem Glas, da diese eine bessere Verträglichkeit aufweisen.

Eier

Durch rohe beziehungsweise nicht richtig durchgegarte Eier kann es zu einer Darminfektion mit Salmonellen kommen.

Zucker

Zucker sollte in den Lebensmitteln, die Ihr kleiner Schatz verzehrt, in reduzierter Form, besser noch überhaupt nicht, vorkommen.

Zucker verursacht wie jeder weiß Karies, aber schlimmer ist fast noch, dass die frühzeitige Aufnahme von Zucker den kindlichen Geschmackssinn auf Süßes programmiert, was im Erwachsenalter zu einer zuckerreichen Ernährung führt, die im Übergewicht endet.

Schlimmstenfalls kann Zucker zu einer richtigen Sucht werden, da das Gehirn eine Ausschüttung der gleichen Stoffe vornimmt wie bei Drogen.

Weitere schädliche Nebeneffekte sind eine gestörte Darmflora, ein geschwächtes Immunsystem und ein erhöhtes Diabetesrisiko.

Der sprunghafte Anstieg und dann wieder schnelle Abfall des Insulinspiegels führt zu Heißhungerattacken und auf lange Sicht zu einem Nährstoffmangel, ganz zu schweigen von auftretenden Konzentrationsstörungen im Schulkindalter.

Aus diesen Gründen sollten auch Fertiggerichte und Fertigprodukte für Ihr Baby tabu sein, da diese meistens hohe Mengen an verstecktem Zucker enthalten.

Süßstoff und Süßungsmittel sollten den Speiseplan Ihres kleinen Schatzes ebenfalls nicht bereichern, da die enthaltenen Zusatzstoffe Bauchschmerzen und Durchfall auslösen können.

Salz

Salz in großen Mengen kann vom Organismus Ihres Sprösslings nicht richtig verwertet werden, sodass es zu einer Nierenschädigung kommen kann.

Blattsalat

Blattsalat, sowie Spinat und Mangold kann Ihr Nachwuchs durch die grobe Zellstruktur noch nicht kauen.

Infolge dessen kann es zum Verschlucken und Würgen kommen.

Alkohol, Koffein und Teein

Es sollte selbstverständlich sein, dass Alkohol nichts bei Kindern zu suchen hat, aber auch Koffein oder Teein führen zu einem erhöhten Herzschlag und somit zu einer Anregung des Nervensystems. Außerdem werden diese Substanzen vom kindlichen Organismus nur sehr langsam abgebaut und können die Leber schädigen.

Wasser

Erscheint Wasser auf den ersten Blick auch als harmlos, so kann es doch in großen Mengen bei Ihrem Schatz zu einer Schädigung der Gehirnzellen führen, da sich das überschüssige Wasser in den Zellen einlagert.

Demzufolge kann eine lebensgefährliche Beeinträchtigung des Allgemeinbefindens zustande kommen.

Alternativen für ungeeignete Lebensmittel

Zucker ist für Babys ungesund, Honig und rohe Eier gefährlich und Salz gewöhnungsbedürftig. Um ein wenig Geschmack in die Babykost zu bringen, ist es ratsam nach babyfreundlichen Alternativen zu suchen.

Diese stelle ich Ihnen im Folgenden kurz überblicksmäßig dar:

Alternativen zu Zucker und Honig	
• Obst (Banane, Apfel, ...) • Trockenobst	• Kokosblütenzucker • Reissirup

Alternativen zu Salz	
• Schnittlauch • Basilikum • Paprika (edelsüß) • Curry	• Petersilie • Pfeffer • Muskatnuss • Lorbeerblätter

Alternativen zu Eier

• Haferflocken • Johannisbrotkern-mehl • Tofu und Seiden-tofu	• Chiasamen und Leinsamen • Apfelmus • Aquafaba • Bananen

Alternativen zu Schokolade und Kakao

- Carob Frucht

Zusätzliche Flüssigkeitszufuhr

Die richtige Menge an Flüssigkeit ist für alle Vitalfunktionen wichtig und deshalb sollten Sie Ihrem Kleinen mit dem Start in die Beikostphase zusätzlich Flüssigkeit anbieten.

Trotz Beikoststart bleibt die Muttermilch erst einmal das Hauptnahrungsmittel, über das auch der Durst gestillt wird. Aber trotzdem ist es sinnvoll, vom 6. bis 12. Monat täglich ca. 200 ml Flüssigkeit anzubieten.

Doch welche Getränke eignen sich nun konkret für den kleinen Wonneproppen?

Flüssigkeitszufuhr durch	
• Leitungswasser • Ungesüßter Tee	• Saftschorle (verdünnt)

Leitungswasser

Das Getränk der ersten Wahl sollte immer Leitungswasser sein, das durch den hohen Qualitätsstandard auch bedenkenlos gereicht werden kann. Wer in einem Altbau wohnt, sollte das Wasser auf Blei untersuchen lassen, denn dort sind die Verbindungsrohre zum Haus oft noch bleihaltig, in Neubauten gibt es keinen Grund zur Sorge.

Grundsätzlich sollten Sie das Wasser so lange laufen lassen, bis es kühl und frisch ist, damit das abgestandene abgelaufen ist.

Tee

Besonders gut lassen sich hier Hagebuttentee, Hibiskustee oder andere milde Teesorten nutzen. Allerdings ist es wichtig, den Tee ungesüßt anzubieten, um Karies zu vermeiden.

Kräutertees sind als Dauergetränk ungeeignet aufgrund der Inhaltsstoffe, ebenso wie Teesorten mit ätherischen Ölen, wie beispielsweise Pfefferminztee.

Saftschorle

Saftschorlen sollten, wenn überhaupt in einem Mischverhältnis von 1:3 angeboten werden, da die Fruchtsäure und der enthaltene Zucker sonst zu Karies führen kann.

Generell sollten Sie sich immer Ihrer Vorbildfunktion bewusst sein und somit viel vor Ihrem kleinen Schatz trinken und ihm auch zwischendurch immer wieder etwas anbieten.

Eine Steigerung der Trinkmenge müssen Sie in Erwägung ziehen, wenn der Nachwuchs Verstopfung oder Fieber hat oder extrem schwitzt.

Integration in den Familienalltag

Am besten lässt sich die breifreie Beikost in den Familienalltag integrieren, wenn bestimmte Voraussetzungen erfüllt sind.

Die richtige Ausrüstung in Form von Teller mit Saugnapf über Bodenschutzmatten bis hin zu jeder Menge Lätzchen ist absolute Notwendigkeit. Das Deponieren des Saugnapftellers im Kühlschrank kurze Zeit für Essensbeginn garantiert, dass sich Ihr kleiner Liebling nicht den Mund verbrennt und alle gemeinsam mit der Mahlzeit beginnen können.

Um Frustration über lange Putzeinsätze zu minimieren, tolerieren Sie nur so viel Sauerei Ihres Kindes, wie Ihre Verfassung es zulässt. Reinigen Sie den Tisch immer sofort nach Essensende, denn sind die Essensreste angetrocknet, verlangert sich die Putzzeit.

Ab Beikostbeginn darf eine Schachtel Feuchttücher niemals auf dem Tisch fehlen.

Kleiner Tipp aus der Praxis: Führen Sie immer, wenn Sie mit Ihrem Kind unterwegs sind, einen aufgeschnittenen Müllsack mit sich, der blitzschnell als Unterlage verwendet werden kann.

Checkliste

• Saugnapfteller • Bodenunterlage • Lätzchen	• Feuchttücher • Müllsack

Rezepte

Der perfekte Start in den Tag

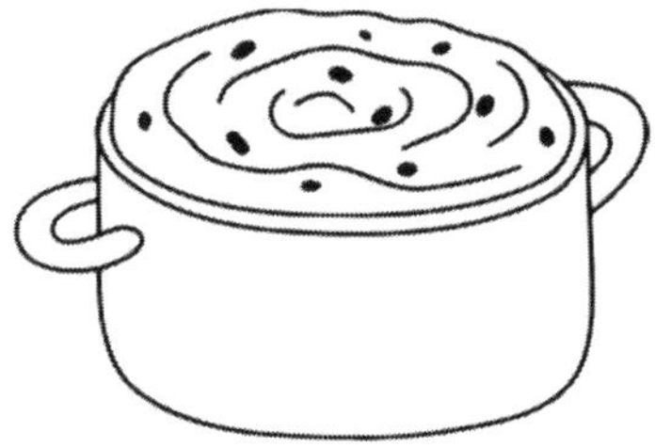

Apfel-Kiwi-Quark

Portionen: 2 Portionen

Arbeitszeit: Vorbereitung: 10 Minuten
Zubereitung: 10 Minuten

Schwierigkeitsgrad: leicht

Zutaten:

300 g Sojaquark I 4 EL kernige Haferflocken I
3 TL Leinsamenschrot I 2 Kiwis I 1 Apfel

Zubereitung:

1. Schneiden Sie Apfel und Kiwi nach dem Schälen in kleine Stücke.
2. Fügen Sie den Sojaquark hinzu und heben das Obst unter.
3. Streuen Sie die Leinsamen und Haferflocken vor dem Servieren über den Quark.

Apfeljoghurt

Portionen: 2 Portionen

Arbeitszeit: Vorbereitung: 15 Minuten
Zubereitung: 15 Minuten

Schwierigkeitsgrad: leicht

Zutaten:

300 g griechischer Joghurt I 30 g gehackte Haselnusskerne I 1 EL Zitronensaft I 2 TL Zimtpulver I 1 TL Kokosöl I 2 Äpfel

Zubereitung:

1. Schneiden Sie die geschälten und entkernten Äpfel in kleine Stücke und beträufeln Sie diese mit Zitronensaft.
2. Rösten Sie die gehackten Haselnusskerne ohne Fett in einer Pfanne goldbraun.
3. Schmelzen Sie das Kokosöl in einer Pfanne und braten Sie die Apfelstücke darin, bis sie weich sind und streuen Sie dann den Zimt darüber.
4. Mischen Sie die Apfelstücke unter den Joghurt und füllen Sie das Apfeljoghurt in Schälchen und streuen die Haselnusskerne darüber.

Avocado- und Bananencreme

Portionen: 1 Portion

Arbeitszeit: Vorbereitung: 2 Minuten
Zubereitung: 2 Minuten

Schwierigkeitsgrad: leicht

Zutaten:

½ Avocado **I** ½ Banane **I** 1 TL Zitronensaft

Zubereitung:

1. Lösen Sie das Avocadofruchtfleisch aus und geben Sie es in eine Schüssel.
2. Schneiden Sie die geschälte Banane in kleine Stücke und geben Sie sie zur Avocado.
3. Pürieren Sie beides mit dem Stabmixer und servieren Sie die Creme.

Frenchtoast mit Apfelmus

Portionen: 3 Portionen

Arbeitszeit: Vorbereitung: 15 Minuten
Zubereitung: 25 Minuten

Schwierigkeitsgrad: leicht

Zutaten:

150 ml ungesüßte Cashewmilch (Cashewdrink) **I** 2 EL Butter **I** 6 Scheiben Vollkorntoast **I** 1 Apfel **I** 1 mittelgroßes Ei **I** etwas Zimtpulver

Zubereitung:

1. Verquirlen Sie das Ei mit der Cashewmilch und legen Sie den Toast für 2 Minuten hinein, wiederholen Sie den Vorgang nach dem Wenden.
2. Zwischenzeitlich waschen, schälen und entkernen Sie den Apfel und schneiden ihn in kleine Stücke.
3. Kochen Sie die Apfelstücke in etwas Wasser weich.
4. Pürieren Sie die weich gekochten Apfelstücke mit dem Stabmixer und geben Sie etwas Zimtpulver hinzu.
5. Erhitzen Sie die Butter in einer Pfanne und braten Sie die Toastscheiben nacheinander goldgelb auf beiden Seiten an.
6. Schneiden Sie die Scheiben in Streifen und geben Sie vor dem Servieren das Apfelmus hinzu.

Frühstücksquinoa

Portionen: 2 Portionen

Arbeitszeit: Vorbereitung: 20 Minuten
Zubereitung: 20 Minuten

Schwierigkeitsgrad: leicht

Zutaten:

100 g Quinoa | 300 ml Wasser | 2 Handvoll Obst | Reissirup nach Belieben

Zubereitung:

1. Spülen Sie den Quinoa in einem Sieb unter kaltem Wasser so lange, bis es klar ist.
2. Bringen Sie das Wasser zum Kochen und streuen Sie den Quinoa ein.
3. Lassen Sie die Körner 15 Minuten köcheln, bis sie weich sind.
4. Zwischenzeitlich schneiden Sie das Obst in kleine Stücke.
5. Lassen Sie den Quinoa 5 Minuten quellen, nachdem Sie ihn vom Herd genommen haben.
6. Richten Sie das Getreide dann in Schälchen an, geben das Obst darauf und beträufeln alles mit Reissirup.

Gemüse-Ei-Pfannkuchen

Portionen: 2 Portionen

Arbeitszeit: Vorbereitung: 10 Minuten
Zubereitung: 25 Minuten

Schwierigkeitsgrad: leicht

Zutaten:

1 EL gehackte Petersilie **I** 6 Eier **I** 2 Karotten **I**
½ Zucchini **I** etwas Rapsöl

Zubereitung:

1. Raspeln Sie die Karotten und die halbe Zucchini.
2. Drücken Sie die Zucchiniraspeln gut aus.
3. Garen Sie die Zucchini - und Karottenraspeln in einer Pfanne mit heißem Öl.
4. Verquirlen Sie 4 ganze Eier mit 2 Eigelben, geben Sie die gehackte Petersilie hinzu und verteilen Sie das Eigemisch auf dem Gemüse.
5. Lassen Sie die Eier stocken und braten Sie diese an.
6. Wenden Sie das Ganze und lassen Sie die Eier völlig durchgaren.

Haferflocken-Apfelküchlein

Portionen: 1 Portion

Arbeitszeit: Vorbereitung: 15 Minuten
Zubereitung: 35 Minuten

Schwierigkeitsgrad: mittel

Zutaten:

3 EL Haferflocken | 3 EL Mehl | 1 TL Natron |
½ TL Zimtpulver | 3 Eier | 2 Bananen |
2 mittelgroße Äpfel | etwas Ingwerpulver |
etwas Öl zum Backen

Zubereitung:

1. Schälen und zerdrücken Sie die Bananen.
2. Reiben Sie die gewaschenen und geschälten Äpfel.
3. Geben Sie die geriebenen Äpfel, die zerdrückten Bananen, die Eier, Zimt - und Ingwerpulver, sowie die Haferflocken in eine Schüssel und vermengen Sie alles gut.
4. Vermischen Sie das Mehl mit dem Natron und geben Sie die Mischung zu den anderen Zutaten in die Schüssel und heben Sie sie unter.
5. Formen Sie aus dem Teig kleine Taler und backen Sie diese in einer Pfanne mit Öl goldbraun aus.

Karottenpfannkuchen

Portionen: 3 Portionen

Arbeitszeit: Vorbereitung: 10 Minuten
Zubereitung: 20 Minuten

Schwierigkeitsgrad: leicht

Zutaten:

3 EL Haferflocken I 3 EL Mehl I 3 EL Wasser I
1 TL Natron I ½ TL Zimt I 1 große Möhre I
1 großer, süßer Apfel I 1 große Banane I
etwas Ingwerpulver I etwas Rapsöl

Zubereitung:

1. Reiben Sie die Möhre fein und den Apfel grob.
2. Zerdrücken Sie die geschälte Banane.
3. Vermischen Sie das Obst und Gemüse mit den restlichen Zutaten.
4. Geben Sie den Teig portionsweise in eine Pfanne mit dem erhitzten Öl und backen Sie die Pfannkuchen auf beiden Seiten goldbraun.

Kokosmüsli

Portionen: 10 Portionen

Arbeitszeit: Vorbereitung: 10 Minuten
Zubereitung: 30 Minuten

Schwierigkeitsgrad: leicht

Zutaten:

300 g Dinkelflocken I 100 g gemahlene Cashewkerne I 100 g gemahlene Mandelkerne I 4 EL Kokosöl I 4 EL geschrotete Leinsamen I 1 EL Reissirup I 1 TL Zimt 3 EL Haferflocken I 3 EL Mehl I 3 EL Wasser

Zubereitung:

1. Schmelzen Sie Reissirup und Kokosöl in einem Topf bei schwacher Hitze.
2. Vermischen Sie Cashewkerne, Mandelkerne, Dinkelflocken und Leinsamen und heben Sie das Ganze unter Kokosöl und Reissirup.
3. Verteilen Sie die Masse auf einem mit Backpapier ausgelegten Backblech und backen Sie die Müslimischung 15 - 20 Minuten bei 180°C.

4. Vermischen Sie die Mischung mehrmals während des Backvorgangs.
5. Lassen Sie das Müsli abkühlen, bevor Sie es in luftdichte Gläser füllen.

Muffins

Portionen: 12 Portionen

Arbeitszeit: Vorbereitung: 15 Minuten
Zubereitung: 45 Minuten

Schwierigkeitsgrad: mittel

Zutaten:

200 g Weizenvollkornmehl I 200 g Weizenmehl Type 405 I 200 g Joghurt I 25 g Kräutermischung I 120 ml Rapsöl I 12 TL Kräuterfrischkäse I 2 TL Backpulver I 1 TL Natron I 2 Eier I 12 Papierförmchen I

Zubereitung:

1. Verrühren Sie Joghurt, Rapsöl und Eier.
2. Vermischen Sie beide Mehlsorten, Natron und Backpulver und geben Sie das Ganze samt den Kräutern zu der Eiermischung und

vermengen Sie alles kräftig.
3. Heizen Sie den Backofen auf 180°C vor.
4. Setzen Sie die Papierförmchen in ein Muffinblech und verteilen Sie ⅔ des Teiges in ihnen.
5. Geben Sie nun auf jeden Muffin 1 TL Kräuterfrischkäse und füllen Sie die Förmchen mit dem Rest des Teiges auf.
6. Backen Sie die Muffins ca. 25 Minuten im Backofen.

Rohkostteller

Portionen: 2 Portion

Arbeitszeit: Vorbereitung: 5 Minuten
Zubereitung: 10 Minuten

Schwierigkeitsgrad: leicht

Zutaten:

1 Kaki | 1 Birne | 1 Orange | 1 Handvoll Himbeeren | 1 Handvoll Heidelbeeren | 1 griechischen Joghurt (10% Fett)

Zubereitung:

1. Schneiden Sie die Kaki, Birne und Orange in Spalten.
2. Halbieren Sie die Himbeeren und Heidelbeeren.

Legen Sie das Obst auf einen Teller und den Joghurt zum Dippen daneben.

Weißbrotröllchen mit Avocadoaufstrich

Portionen: 1 Portion

Arbeitszeit: Vorbereitung: 5 Minuten
Zubereitung: 5 Minuten

Schwierigkeitsgrad: leicht

Zutaten:

1 Scheibe Weißbrot **I** 1 Zitronenspalte **I** ½ Avocado

Zubereitung:

1. Rollen Sie mit dem Nudelwalker die Weißbrotscheibe dünn aus.
2. Pürieren Sie mit dem Stabmixer das Avocadofruchtfleisch fein und beträufeln Sie es mit Zitronensaft.
3. Tragen Sie die Avocadocreme dünn auf die Brotscheibe auf.

4. Rollen Sie die Weißbrotscheibe von der kurzen Seite zur Mitte ein und zwar von beiden Seiten.
5. Schneiden Sie die Scheibe in der Mitte durch, sodass zwei Röllchen entstehen.

Zwieback mit Mus

Portionen: 1 Portion

Arbeitszeit: Vorbereitung: 3 Minuten
Zubereitung: 3 Minuten

Schwierigkeitsgrad: leicht

Zutaten:

2 TL zuckerfreies Obstmus **I** 1 Scheibe ungesüßten Zwieback **I** etwas Butter

Zubereitung:

1. Bestreichen Sie die Zweibackscheibe mit Butter.
2. Geben Sie das Obstmus darauf und servieren Sie alles.

Süße und saure Aufstriche

Curry-Linsen-Aufstrich

Portionen: 4 Portionen

Arbeitszeit: Vorbereitung: 15 Minuten
Zubereitung: 20 Minuten

Schwierigkeitsgrad: leicht

Zutaten:

60 g rote Linsen I 30 g Schafskäse (45% Fett) I 1 TL Olivenöl I ½ TL Currypulver I 2 Stiele Petersilie
½ Bio - Zitrone I ½ rote Zwiebel I etwas Pfeffer

Zubereitung:

1. Garen Sie die Linsen in der doppelten Menge Wasser weich.
2. Lassen Sie die weichen Linsen nach dem Abgießen abkühlen.
3. Dünsten Sie die gehackte Zwiebelhälfte 2 Minuten bei mittlerer Hitze an.
4. Pürieren Sie mit einem Stabmixer Schafskäse, Linsen und Zwiebel.
5. Mischen Sie die gehackte Petersilie unter den Aufstrich.
6. Würzen Sie das Ganze mit dem Saft und der Schale der Zitronenhälfte, sowie mit Pfeffer und Currypulver.

Heidelbeermarmelade

Portionen: 1 Portion

Arbeitszeit: Vorbereitung: 5 Minuten
Zubereitung: 15 Minuten

Schwierigkeitsgrad: leicht

Zutaten:

180 g tiefgefrorene Heidelbeeren | 120 g Softdatteln | 4 EL Wasser | etwas Zitronenabrieb

Zubereitung:

1. Schneiden Sie die Datteln in dünne Scheiben.
2. Geben Sie die geschnittenen Datteln mit den tiefgefrorenen Heidelbeeren und dem Wasser in einen Topf und erhitzen alles.
3. Achten Sie darauf, dass die Mischung nicht kocht.
4. Pürieren Sie die Mischung mit einem Stabmixer, sobald die Heidelbeeren weich sind.
5. Füllen sie die heiße Marmelade in ein Einmachglas und stellen Sie dieses kalt.

Quarkaufstrich

Portionen: 1 Portion

Arbeitszeit: Vorbereitung: 5 Minuten
Zubereitung: 5 Minuten

Schwierigkeitsgrad: leicht

Zutaten:

1 EL Quark **I** 1 EL Créme fraîche **I** ½ TL edelsüßes Paprikapulver **I** etwas getrocknete Zwiebeln und Knoblauch **I** etwas Kümmelpulver

Zutaten:

1. Mischen Sie Quark, Paprikapulver und Créme fraîche.
2. Schmecken Sie den Quarkaufstrich mit den gemahlenen Zwiebeln und Knoblauch, sowie dem Kümmelpulver ab.

Schokoaufstrich

Portionen: 1 Portion

Arbeitszeit: Vorbereitung: 5 Minuten
Zubereitung: 15 Minuten

Schwierigkeitsgrad: leicht

Zutaten:

40 g Rosinen | 25 g Grieß | 125 ml Wasser | 1 EL Rapsöl | 1 TL Backkakao | 1 Banane

Zubereitung:

1. Kochen Sie die Rosinen im Wasser auf und rühren Sie den Grieß unter.
2. Lassen Sie das Ganze 5 Minuten quellen.

3. Schneiden Sie die Banane in Stücke und vermengen Sie diese mit Grieß und Rosinen.
4. Pürieren Sie nun alles fein.

Tomatenaufstrich

Portionen: 6 Portionen

Arbeitszeit: Vorbereitung: 10 Minuten
Zubereitung: 15 Minuten

Schwierigkeitsgrad: mittel

Zutaten:

100 g getrocknete Tomaten in Öl | 100 g Sonnenblumenkerne | 3 EL Olivenöl | 1 Handvoll Basilikum | etwas Pfeffer und Rohrohrzucker

Zubereitung:

1. Geben Sie die Tomaten zum Abtropfen in ein Sieb.
2. Schneiden Sie die Tomaten dann grob und pürieren Sie sie mit 4 EL Wasser, Olivenöl und Sonnenblumenkernen mit einem Stabmixer fein.
3. Hacken Sie die gewaschenen Blätter des Basilikums fein und heben Sie diese unter den Tomatenaufstrich.
4. Schmecken Sie mit Pfeffer und Rohrohrzucker ab.

Suppen

Ingwer-Grünkohl-Suppe

Portionen: 4 Portionen

Arbeitszeit: Vorbereitung: 10 Minuten
Zubereitung: 10 Minuten

Schwierigkeitsgrad: leicht

Zutaten:

200 g Ananasfruchtfleisch I 100 g zarten Grünkohl I 10 g Ingwer I 300 ml Kokoswasser I 1 Kästchen Kresse I ½ Zitrone

Zubereitung:

1. Schneiden Sie das Ananasfruchtfleisch in Stücke und pressen Sie die Zitronenhälfte aus.

2. Waschen, putzen und schneiden Sie den Grünkohl klein, ebenso wie Ingwer und Kresse.
3. Pürieren Sie mit einem Stabmixer Kresse, Ingwer, Grünkohl, Zitronensaft und Ananasstücke und 300 ml Wasser, sowie dem Kokoswasser

Karottensuppe

Portionen: 4 Portionen

Arbeitszeit: Vorbereitung: 20 Minuten
Zubereitung: 35 Minuten

Schwierigkeitsgrad: leicht

Zutaten:

500 g Karotten | 400 g Süßkartoffeln | 30 g Ingwer | 400 ml Kokosmilch | 3 EL Olivenöl | 2 EL Limettensaft | 3 TL Currypulver | 2 Vollkornbrotscheiben | 2 Knoblauchzehen | 1 Zwiebel | 1 säuerlichen Apfel | etwas Zimt und Pfeffer

Zubereitung:

1. Schälen Sie die Karotten, Süßkartoffeln und den Apfel und schneiden Sie alles klein.
2. Würfeln Sie Zwiebel, Knoblauch und Ingwer, nachdem Sie diese geschält haben.
3. Dünsten Sie Knoblauch -, Zwiebel - und Ingwerwürfel in 1 EL heißem Öl 2 - 3 Minuten an.
4. Fügen Sie Kartoffeln und Süßkartoffeln hinzu und lassen Sie beides weitere 2 Minuten mitdünsten.
5. Rühren Sie die Kokosmilch auf und geben Sie 4 EL beiseite.
6. Gießen Sie nun die Karottenmischung mit der restlichen Kokosmilch und 500 ml Wasser auf.
7. Lassen Sie die Suppe nach dem Würzen mit Zimt, Currypulver und Pfeffer weitere 15 Minuten bei schwacher Hitze weiterkocheln.
8. Zwischenzeitlich würfeln Sie die Brotscheiben und braten Sie in einer Pfanne mit dem restlichen Öl knusprig an.
9. Pürieren Sie dann die Karottensuppe mit einem Stabmixer fein und garnieren Sie diese vor dem Servieren mit den Brotwürfeln und der restlichen Kokosmilch.

Kartoffel-Zucchini-Suppe

Portionen: 4 Portionen

Arbeitszeit: Vorbereitung: 30 Minuten
Zubereitung: 55 Minuten

Schwierigkeitsgrad: leicht

Zutaten:

200 g mehligkochende Kartoffeln I 700 ml Gemüsebrühe I 100 ml Wasser I 1 EL Olivenöl I 2 Zucchini I 2 Knoblauchzehen I 1 Zwiebel I etwas Muskat und Pfeffer

Zubereitung

1. Schälen Sie Zwiebel und Knoblauchzehen und schneiden Sie beides in feine Würfel.
2. Würfeln Sie die geschälte Zucchini und Kartoffeln klein.
3. Braten Sie Zucchini und Kartoffeln in einer Pfanne mit heißem Öl 2 - 3 Minuten an.
4. Löschen Sie das Ganze mit der Gemüsebrühe und dem Wasser ab und lassen Sie die Suppe 20 Minuten weiterköcheln.
5. Pürieren Sie die Suppe danach mit einem Stabmixer und schmecken Sie mit Muskat und Pfeffer ab.

Kiwi-Spinat-Suppe

Portionen: 4 Portionen

Arbeitszeit: Vorbereitung: 20 Minuten
Zubereitung: 20 Minuten

Schwierigkeitsgrad: leicht

Zutaten:

100 g Baby - Spinat **I** 2 EL Kokosraspel **I** 2 TL Chiasamen **I** 2 Bananen **I** 2 Kiwis **I** 1 grüner Apfel **I** 1 Zitrone

Zubereitung:

1. Schälen Sie den Apfel, die Kiwis und die Bananen und schneiden Sie alles klein.
2. Legen Sie die Hälfte des Obstes beiseite.
3. Waschen Sie den Spinat, halbieren Sie die Zitrone und pressen Sie diese aus.
4. Pürieren Sie die Hälfte des Obstes, den Spinat und den Zitronensaft mit einem Stabmixer fein.
5. Garnieren Sie die Suppe vor dem Servieren mit dem restlichen Obst, den Chiasamen und Kokosraspeln.

Kürbissuppe

Portionen: 4 Portionen

Arbeitszeit: Vorbereitung: 35 Minuten
Zubereitung: 35 Minuten

Schwierigkeitsgrad: leicht

Zutaten:

600 g entkernten Hokkaido - Kürbis **I** 100 g Schlagsahne **I** 1 Liter Gemüsebrühe **I** 4 EL saure Sahne **I** 1 EL Zitronensaft **I** etwas Pfeffer und Muskat

Zubereitung:

1. Schneiden Sie den Kürbis samt Schale in kleine Stücke und geben Sie diese in einen Topf.
2. Gießen Sie so viel Gemüsebrühe zu, bis die Kürbisstücke knapp bedeckt sind und lassen Sie alles aufkochen.
3. Reduzieren Sie dann die Hitze und lassen Sie die Suppe 15 - 20 Minuten weiter köcheln.
4. Pürieren Sie die Kürbissuppe fein und rühren Sie den Zitronensaft unter.
5. Fügen Sie nun die Sahne hinzu und wenn notwendig noch etwas Gemüsebrühe.
6. Lassen Sie das Ganze nochmals aufkochen, bevor Sie den Topf von der Herdplatte ziehen.
7. Schmecken Sie die Suppe mit Pfeffer und Muskat und garnieren Sie diese vor dem Servieren mit einem Klecks saure Sahne.

Salate

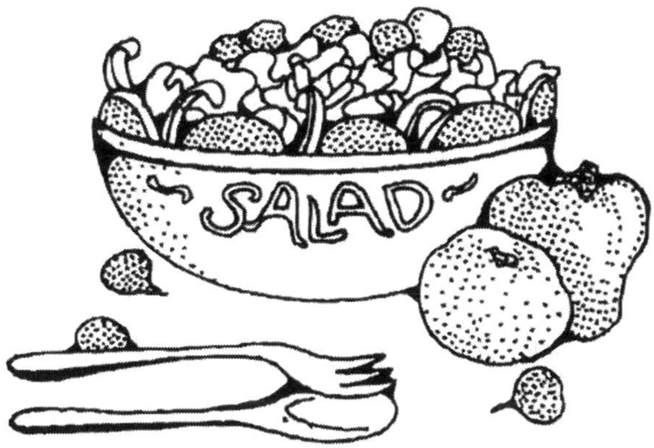

Couscous-Gurken-Tomaten-Salat

Portionen: 4 Portionen

Arbeitszeit: Vorbereitung: 25 Minuten
Zubereitung: 25 Minuten

Schwierigkeitsgrad: mittel

Zutaten:

250 g Soja - Joghurtalternative | 200 g Couscous | 350 ml Gemüsebrühe | 4 EL Olivenöl | 4 Tomaten | 1 Salatgurke | 1 Bund Frühlingszwiebeln | 1 Bund Petersilie | Saft einer Zitrone | etwas Pfeffer

Zubereitung:

1. Kochen Sie die Gemüsebrühe auf, gießen Sie diese über den Couscous und lassen Sie alles unter gelegentlichem Auflockern 5 Minuten quellen.
2. Schneiden Sie die gewaschenen Frühlingszwiebeln in Ringe und würfeln Sie die geschälte Gurke und die Tomaten.
3. Mischen Sie Zitronensaft und Olivenöl und würzen Sie die Mischung mit Pfeffer.
4. Geben Sie die Mischung samt Frühlingszwiebeln, Tomaten und Gurke unter den Couscous.
5. Hacken Sie die Petersilie klein, rühren Sie diese unter die Joghurtalternative und schmecken Sie das Ganze mit Pfeffer ab.
6. Heben Sie die eine Hälfte des Kräuterjoghurts unter den Salat und reichen Sie die zweite Hälfte als Dip dazu.

Erdbeeren-Löwenzahnsalat

Portionen: 4 Portionen

Arbeitszeit: Vorbereitung: 20 Minuten
Zubereitung: 20 Minuten

Schwierigkeitsgrad: leicht

Zutaten:

250 g Erdbeeren | 150 g Löwenzahnblatt | 20 g Rote Bete - Sprossen | 2 EL Olivenöl | 2 EL Gemüsebrühe | 2 EL Balsamessig | 2 TL Reissirup | etwas Salz und Pfeffer

Zubereitung:

1. Waschen Sie die Löwenzahnblätter und die Erdbeeren.
2. Halbieren Sie die Löwenzahnblätter und vierteln Sie die Erdbeeren.
3. Verquirlen Sie Reissirup, Balsamessig, Olivenöl und Gemüsebrühe und schmecken Sie das Dressing mit Salz und Pfeffer ab.
4. Mischen Sie Erdbeeren und Löwenzahn mit dem Dressing und servieren Sie den Salat garniert mit den Rote Bete - Sprossen.

Kiwi-Avocado-Salat

Portionen: 4 Portionen

Arbeitszeit: Vorbereitung: 20 Minuten
Zubereitung: 20 Minuten

Schwierigkeitsgrad: leicht

Zutaten:

3 EL Olivenöl I 2 EL Orangensaft I 1 EL Zitronensaft I 8 Kiwis I 2 Zweige Koriandergrün I 1 Avocado I etwas Salz und Pfeffer

Zubereitung:

1. Schneiden Sie die geschälten Kiwis in dicke Scheiben.
2. Schälen und halbieren Sie die Avocado und entfernen Sie den Kern.
3. Schneiden Sie das Fruchtfleisch in Spalten, die Sie mit Zitronensaft beträufeln.
4. Zupfen Sie von einem Korianderzweig die Blättchen ab.
5. Richten Sie die Kiwischeiben auf einer Platte an und setzen die Avocadospalten mittig darauf.
6. Würzen Sie mit Salz und Pfeffer und beträufeln alles mit Olivenöl und Orangensaft.
7. Garnieren Sie den Salat vor dem Servieren mit dem Korianderzweig, sowie den Korianderblättchen.

Wassermelonensalat

Portionen: 4 Portionen

Arbeitszeit: Vorbereitung: 25 Minuten
Zubereitung: 25 Minuten

Schwierigkeitsgrad: leicht

Zutaten:

250 g Wassermelone I 200 g Kirschtomaten I 200 g Salatgurke I 3 EL Olivenöl I 2 EL Zitronensaft I 6 Radieschen I 3 Stiele Minze I 1 Zwiebel I 1 grüne Paprika I etwas Pfeffer

Zubereitung:

1. Waschen Sie die Tomaten und halbieren sie.
2. Schneiden Sie die Gurke erst der Länge nach durch und dann in Würfel.
3. Würfeln Sie die entkernte Paprika klein.
4. Stechen Sie das Melonenfruchtfleisch in Form von Kugeln aus.
5. Schneiden Sie die Zwiebel in Würfel und die Radieschen in Scheiben.
6. Mischen Sie alle Salatzutaten mit Zitronensaft und Öl und schmecken Sie mit Pfeffer ab.
7. Garnieren Sie den Salat mit Minzblättern.

Fleischgerichte

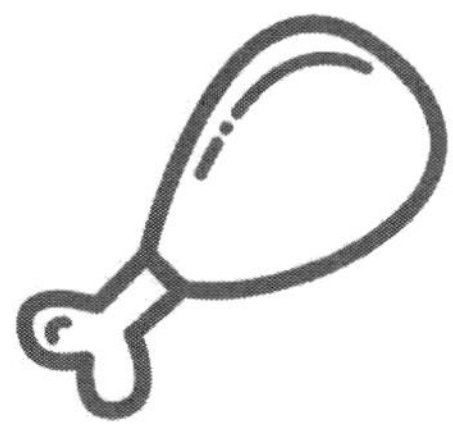

Eintopf mit Lamm

Portionen: 4 Portionen

Arbeitszeit: Vorbereitung: 40 Minuten
Zubereitung: 140 Minuten

Schwierigkeitsgrad: leicht

Zutaten:

700 g Lammfleisch vom Nacken I 250 g mehligkochende Kartoffeln I 300 ml Sojacreme I 3 EL Pflanzenöl I 3 Zwiebeln I 3 Karotten I etwas Pfeffer

Zubereitung:

1. Würfeln Sie das gewaschene Fleisch.
2. Schälen Sie Zwiebeln und Karotten, schneiden Sie die Zwiebeln in Würfel und die Karotten in Stifte.
3. Braten Sie das Fleisch portionsweise in heißem Öl an und nehmen Sie es aus dem Topf.
4. Dünsten Sie danach Karotten und Zwiebeln im Bratenfett 2 - 3 Minuten an.
5. Geben Sie das Fleisch hinzu und schmecken Sie mit Pfeffer ab.
6. Gießen Sie Brühe und Sojacreme dazu und lassen Sie den Eintopf bei schwacher Hitze ca. 45 Minuten köcheln.
7. Schälen und würfeln Sie die Kartoffeln, geben Sie diese ebenfalls in den Topf und lassen alles weitere 45 Minuten weiter köcheln.
8. Schmecken Sie nochmals mit Pfeffer ab und servieren Sie den Lammeintopf.

Gefüllte Putenröllchen

Portionen: 4 Portionen

Arbeitszeit: Vorbereitung: 30 Minuten
Zubereitung: 50 Minuten

Schwierigkeitsgrad: leicht

Zutaten:

200 g gegarte Maronen **I** 30 g getrocknete Feigen **I** 30 g getrocknete Softtomate **I** 2 EL frisch geriebener Parmesan **I** 2 EL Olivenöl **I** 1 TL frisch gehackter Rosmarin **I** 4 Putenschnitzel **I** 1 Ei **I** 1 Bio - Zitrone **I** etwas Zimt, Gewürznelken und Pfeffer

Zubereitung:

1. Heizen Sie den Backofen auf 180°C vor.
2. Hacken Sie die Feigen, Maronen und Tomaten fein.
3. Spülen Sie die Putenschnitzel ab und klopfen Sie diese zwischen Lagen Klarsichtfolie dünn,
4. Mischen Sie Maronen, Ei, Tomaten, Feigen, Parmesan mit Gewürznelken und Rosmarin und würzen Sie mit Pfeffer.
5. Bestreichen Sie die Putenschnitzel mit der Masse und rollen Sie diese eng auf.
6. Würzen Sie nochmals mit Pfeffer und halbieren Sie die Zitrone.
7. Braten Sie das Fleisch in heißem Öl rundherum goldbraun an, wobei die Zitronenhälften mit der Schnittfläche nach unten in der Pfanne liegen.
8. Legen Sie Fleisch und Zitronenhälften dann auf ein Gitter und backen Sie es im Ofen 10 - 15 Minuten.
9. Servieren Sie die Putenröllchen in Scheiben geschnitten auf einer Platte.

Geschnetzeltes vom Rind

Portionen: 2 Portionen

Arbeitszeit: Vorbereitung: 40 Minuten
Zubereitung: 40 Minuten

Schwierigkeitsgrad: leicht

Zutaten:

350 g grüner Spargel | 275 g mageres Rindfleisch | 150 ml Sojacreme | 100 ml Geflügelbrühe | 100 ml Wasser | 1 EL Olivenöl | 1 rote Zwiebel | etwas Pfeffer

Zubereitung:

1. Waschen Sie den Spargel und schälen Sie ihn im unteren Drittel.
2. Entfernen Sie die Enden der Stiele und schneiden Sie den Spargel in Stücke von ca. 3 cm Länge.
3. Schneiden Sie die geschälte Zwiebel in Spalten und das Fleisch in dünne Streifen.
4. Erhitzen Sie das Öl in einer Pfanne, würzen sie das Fleisch mit Pfeffer und braten Sie es von allen Seiten scharf an.
5. Stellen Sie das Fleisch, nachdem Sie es aus der Pfanne genommen haben, beiseite.

6. Braten Sie die Spargelstücke und die Zwiebelspalten unter Rühren 2 Minuten an, würzen Sie mit Pfeffer und braten Sie alles 1 Minute weiter.
7. Löschen Sie mit Wasser ab und lassen Sie die Flüssigkeit ganz einkochen.
8. Geben Sie Geflügelbrühe und Sojacreme hinzu und lassen das Ganze aufkochen.
9. Lassen Sie die Sauce 3 - 4 Minuten einkochen und schmecken Sie dann nochmals mit Pfeffer ab.
10. Erwärmen Sie letztendlich das Fleisch nochmals in der Sauce und servieren Sie es.

Hackfleischbällchen

Portionen: 4 Portionen

Arbeitszeit: Vorbereitung: 45 Minuten
Zubereitung: 45 Minuten

Schwierigkeitsgrad: leicht

Zutaten:

600 g Kartoffeln | 500 g Beefsteakhack | 375 ml Milch (1,5% Fett) | 4 EL Preiselbeeren aus dem Glas | 2 EL Rapsöl | 2 EL Mehl | 1 EL Semmelbrösel | 1 Ei | 1 Schalotte | etwas gemahlener Piment

Zubereitung:

1. Schälen und vierteln Sie die Kartoffeln und garen Sie diese 20 Minuten in kochendem Salzwasser.
2. Dünsten Sie die geschälte und gewürfelte Schalotte in 2 TL Öl glasig.
3. Verkneten Sie Beefsteakhack, Semmelbrösel, Ei, 6 EL Milch und die Schalotte zu einem Teig.
4. Würzen Sie den Hackteig mit Piment und kneten Sie diesen nochmals kräftig durch.
5. Formen Sie mit angefeuchteten Händen kleine Bällchen, braten Sie diese in einer Pfanne mit dem restlichen Öl rundherum an.
6. Nehmen Sie die Hackfleischbällchen aus der Pfanne und stellen Sie diese warm.
7. Sieben Sie nun das Mehl zum Bratfett und lassen Sie es unter ständigem Rühren anschwitzen.
8. Fügen Sie nun die restliche Milch hinzu und lassen das Ganze unter stetem Rühren 8 - 10 Minuten weiter köcheln.
9. Lassen Sie die abgegossenen Kartoffeln auf der ausgeschalteten Herdplatte stehen, damit die restliche Flüssigkeit verdampfen kann.
10. Geben Sie die Hackbällchen in die Sauce und servieren Sie diese mit den Salzkartoffeln und Preiselbeeren.

Hähnchen-Brokkoli-Pfanne

Portionen: 4 Portionen

Arbeitszeit: Vorbereitung: 30 Minuten
Zubereitung: 40 Minuten

Schwierigkeitsgrad: leicht

Zutaten:

500 g Stangenbrokkoli | 500 g Hähnchenbrustfilet | 20 g Ingwer | 300 ml Gemüsebrühe | 4 EL dunkles Sesamöl | 1 EL Sojasauce | 1 TL Koriandersamen | 1 TL Currypulver | ½ TL schwarze Pfefferkörner | 2 Knoblauchzehen | 2 Frühlingszwiebel | 1 Zwiebel

Zubereitung:

1. Waschen Sie Brokkoli und Frühlingszwiebeln und schneiden Sie die Lauchzwiebeln in Röllchen.
2. Spülen Sie das Hähnchenbrustfilet ab und schneiden es in Streifen.
3. Schälen Sie Ingwer, Knoblauch und Zwiebel und würfeln Sie alles.
4. Braten Sie Zwiebeln, Knoblauch und Ingwer ca. 5 Minuten bei mittlerer Hitze an.
5. Zerstoßen Sie die Koriandersamen und die Pfefferkörner in einem Mörser und geben Sie diese ebenfalls in die Pfanne.
6. Fügen Sie dann die Hähnchenstreifen, den Brokkoli und die Frühlingszwiebeln hinzu und lassen das Ganze weitere 3 Minuten braten.
7. Gießen Sie die Brühe dazu, würzen Sie mit Currypulver und garen Sie alles 5 - 7 Minuten bei großer Hitze und ständigem Umrühren.
8. Schmecken Sie die Hähnchen - Brokkoli - Pfanne vor dem Servieren mit Sojasauce ab.

Hähnchen-Grünkohl-Steckrüben-Curry

Portionen: 4 Portionen

Arbeitszeit: Vorbereitung: 30 Minuten
Zubereitung: 40 Minuten

Schwierigkeitsgrad: leicht

Zutaten:

750 g Steckrüben | 300 g Grünkohl | 300 g Hähnchenbrustfilet | 10 g Ingwer | 400 ml Gemüsebrühe | 200 ml Sojacreme | 1 EL rote Currypaste | 1 EL Kokosöl | 1 EL Zitronensaft | 2 Stiele Koriander | 1 Knoblauchzehe | 1 Schalotte | etwas Pfeffer

Zubereitung:

1. Schälen und hacken Sie Knoblauch, Ingwer und Schalotte.
2. Würfeln Sie die geschälten Steckrüben.
3. Schneiden Sie den Grünkohl klein und stellen ihn beiseite.
4. Schneiden Sie das Hähnchenbrustfilet in Würfel, die Sie in ½ TL Öl 5 Minuten bei mittlerer Hitze anbraten.
5. Nehmen Sie die angebratenen Fleischwürfel aus der Pfanne und stellen Sie sie zur Seite.
6. Geben Sie nun das restliche Öl in die Pfanne, um Schalotte und

Knoblauch 2 Minuten anzudünsten.
7. Fügen Sie dann Currypaste und Steckrüben hinzu und lassen Sie das Ganze weitere 5 Minuten dünsten.
8. Gießen Sie die Brühe dazu und lassen alles nochmals 10 Minuten weiter köcheln.
9. Geben Sie Hähnchenwürfel und Grünkohl hinzu, das Ganze wiederum 5 Minuten garen zu lassen.
10. Vor dem erneuten Aufkochen geben Sie die Sojacreme hinzu und schmecken mit Pfeffer und Zitronensaft ab.
11. Garnieren Sie das Curry vor dem Servieren mit den gewaschenen Korianderblättchen.

Pasta mit Linsen und Wiener Würstchen

Portionen: 4 Portionen

Arbeitszeit: Vorbereitung: 90 Minuten
Zubereitung: 90 Minuten

Schwierigkeitsgrad: schwer

Zutaten:

500 g Spätzle | 250 g braune Tellerlinsen | 120 ml Gemüsebrühe | 4 EL Essig | 2 EL Butter | 1 EL Mehl Type 1050 | 4 Paare Wiener Würstchen | 2 Lorbeerblätter | 1 Karotte | 1 Zwiebel | etwas Pfeffer

Zubereitung:

1. Kochen Sie die Linsen und die geschälte Zwiebel in 1 Liter Wasser 35 - 45 Minuten weich.
2. Würfeln Sie die geschälte Karotte klein und kochen Sie diese 6 - 8 Minuten in Salzwasser.
3. Geben Sie die Butter in einen Topf und schwitzen Sie das Mehl darin goldbraun an.
4. Entfernen Sie Zwiebel und Lorbeerblätter aus den Linsen.
5. Fügen Sie die Linsen der Mehlschwitze bei und gießen Sie mit Gemüsebrühe auf.
6. Lassen Sie das Ganze unter ständigem Rühren aufkochen, geben Sie dann die Karotten dazu und schmecken Sie mit Pfeffer und Essig ab.
7. Bereiten Sie die Spätzle nach Packungsanleitung zu.
8. Erwärmen Sie die Würstchen in heißem Wasser.
9. Servieren Sie die Linsen mit den Spätzle und den Wiener Würstchen.

Schweinebraten

Portionen: 4 Portionen

Arbeitszeit: Vorbereitung: 105 Minuten
Zubereitung: 105 Minuten

Schwierigkeitsgrad: leicht

Zutaten:

1 kg Schweinebraten I 250 ml Gemüsebrühe I 3 EL Olivenöl I 1 TL Kümmel I 4 Knoblauchzehen I 3 Karotten I 1 Lauch I 1 Lorbeerblatt I etwas Paprikapulver und Pfeffer

Zubereitung:

1. Wässern Sie Ihren Römertopf.
2. Spülen Sie das Fleisch ab und reiben Sie es mit Paprikapulver und Pfeffer ein.
3. Schälen Sie die Karotten und den Lauch, halbieren Sie beides der Länge nach und schneiden Sie dann die Karotten in Scheiben und den Lauch in 3 cm lange Stücke.
4. Schälen Sie den Knoblauch und drücken Sie ihn leicht an.
5. Legen Sie nun den Braten mit dem Gemüse, der Brühe, Lorbeerblatt und Kümmel in den Römertopf.
6. Träufeln Sie das Öl darüber, schließen Sie den Römertopf und lassen den Schweinebraten ca. 70 Minuten bei 180°C schmoren.
7. Schmecken Sie vor dem Servieren nochmals mit Pfeffer ab.

Tortellini-Schinken-Auflauf

Portionen: 4 Portionen

Arbeitszeit: Vorbereitung: 15 Minuten
Zubereitung: 45 Minuten

Schwierigkeitsgrad: leicht

Zutaten:

400 g Tortellini aus dem Kühlregal I 150 g Champignons I 100 g Putenschinken I 60 g Parmesan I 100 ml Soja - Milch I 1 EL Olivenöl I 1 EL Créme fraîche I 1 EL Vollkorn - Semmelbrösel I 2 Frühlingszwiebeln I 1 Ei I etwas Pfeffer und Muskat

Zubereitung:

1. Putzen Sie die Champignons und schneiden Sie diese in Scheiben.
2. Würfeln Sie den Schinken und schneiden Sie die Frühlingszwiebeln in Ringe.
3. Braten Sie Pilze, Frühlingszwiebeln und Schinken ca. 2 Minuten in heißem Öl an.
4. Bereiten Sie zwischenzeitlich die Tortellini nach Packungsanleitung zu.
5. Geben Sie die fertigen Tortellini samt Champignons, Zwiebeln und Schinken in eine Auflaufform.
6. Verrühren Sie die Hälfte des geriebenen Parmesans mit dem Ei, der Créme fraîche und der Soja - Milch und schmecken Sie mit Pfeffer und Muskat ab.
7. Gießen Sie die Mischung über die Tortellini.
8. Mischen Sie die Semmelbrösel mit dem restlichen Parmesan und streuen Sie beides über die Tortellini - Mischung.
9. Überbacken Sie den Auflauf ca. 25 Minuten bei 200°C im vorgeheizten Backofen.

Fischgerichte

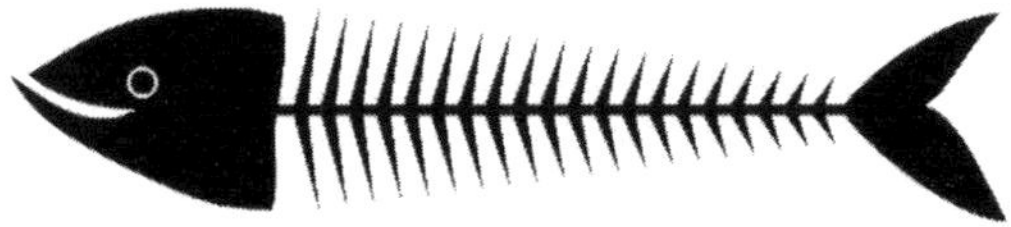

Fish and Chips

Portionen: 4 Portionen

Arbeitszeit: Vorbereitung: 60 Minuten
Zubereitung: 60 Minuten

Schwierigkeitsgrad: leicht

Zutaten:

200 g Soja - Joghurtalternative | 125 g Lachsfilet | 50 g Dinkel - Vollkornmehl | 30 g Vollkorn - Semmelbrösel | 15 g gemahlene Mandeln | 1 EL Olivenöl | 1 EL grober Senf | 1 Bund Petersilie | 1 Ei | ½ Zitrone

Zubereitung:

1. Schälen Sie die Kartoffeln, schneiden Sie sie in Scheiben, mischen diese mit Öl und würzen sie mit Salz.
2. Legen Sie die Kartoffelscheiben auf ein mit Backpapier ausgelegtes Blech und backen Sie diese im vorgeheizten Ofen 25 - 30 Minuten bei 220°C.
3. Spülen Sie zwischenzeitlich die Lachsfilets ab und verquirlen Sie in einem Teller das Ei mit etwas Pfeffer.
4. Mischen Sie die Semmelbrösel mit den gemahlenen Mandeln und der gehackten Petersilie und geben Sie die Mischung in einen 2. Teller.
5. Bereiten Sie einen dritten Teller mit dem Mehl vor.
6. Wenden Sie das Fischfilet nun zuerst im Mehl, dann im Ei und letztendlich in der Semmelbröselmischung und drücken alles kräftig fest.
7. Legen Sie den Fisch auf ein mit Backpapier ausgelegtes Backblech und schieben Sie dieses nach 20 Minuten Backzeit zu den Chips in den Ofen und lassen beides weitere 20 Minuten im Ofen.
8. Pressen Sie die Zitrone aus, geben Sie Senf, Joghurtalternative und Petersilie dazu und würzen Sie mit Salz und Pfeffer.
9. Servieren Sie nun Fish and Chips mit dem Joghurt - Dip.

Kabeljauauflauf

Portionen: 4 Portionen

Arbeitszeit: Vorbereitung: 15 Minuten
Zubereitung: 35 Minuten

Schwierigkeitsgrad: leicht

Zutaten:

600 g Kabeljaufilet | 300 g grüne Bohnen | 250 g Cocktailtomaten | 2 EL Olivenöl | 2 Stiele Petersilie | 1 Schuss Gemüsebrühe | 2 Zucchini | etwas Pfeffer

Zubereitung:

1. Garen Sie die gewaschenen und geputzten Bohnen 10 Minuten in kochendem Salzwasser.
2. Schneiden Sie die geschälten Zucchini in Scheiben und verteilen Sie diese in einer Auflaufform.
3. Beträufeln Sie die Zucchinischeiben mit 1 EL Öl und würzen Sie diese mit etwas Pfeffer, bevor Sie sie ca. 5 Minuten im vorgeheizten Backofen bei 200°C goldbraun backen.
4. Schrecken Sie die Bohnen ab und lassen diese abtropfen.
5. Waschen Sie die Tomaten.
6. Spülen Sie den Kabeljau unter fließendem Wasser ab und portionieren Sie ihn in vier gleich große Stücke.
7. Nehmen Sie die Auflaufform aus dem Ofen, wenden Sie die Zucchini und gießen Sie die Gemüsebrühe darüber.
8. Verteilen Sie zuerst Tomaten und Bohnen darauf und zum Schluss legen Sie den Fisch obenauf.
9. Schmecken Sie nochmals mit Pfeffer ab und träufeln Sie das restliche Olivenöl darüber.
10. Garen Sie nun den Kabeljau bei 200°C weitere 8 - 10 Minuten.
11. Streuen Sie vor dem Servieren die gehackte Petersilie über den Auflauf.

Lachscurry

Portionen: 4 Portionen

Arbeitszeit: Vorbereitung: 20 Minuten
Zubereitung: 20 Minuten

Schwierigkeitsgrad: leicht

Zutaten:

600 g Lachsfilet **I** 400 g Kokosmilch **I** 1 EL Kokosöl **I** 2 TL rote Currypaste **I** 1 TL geriebener Ingwer **I** 4 Tomaten **I** 1 grüne Paprika **I** 1 Zwiebel **I** etwas schwarzer Pfeffer

Zubereitung:

1. Spülen Sie das Lachsfilet unter fließendem Wasser ab und zerteilen Sie es in mundgerechte Stücke.
2. Schneiden Sie die gewaschene, halbierte und entkernte Paprika in schmale Streifen.
3. Häuten Sie die kurz überbrühten Tomaten, vierteln und entkernen Sie diese.
4. Hacken Sie die geschälte Zwiebel fein und reiben Sie den Ingwer.
5. Dünsten Sie Ingwer und Zwiebeln im heißen Kokosöl glasig.

6. Rühren Sie die Currypaste ein, nachdem Sie die Paprikastreifen hinzugefügt haben.
7. Gießen Sie das Ganze mit Kokosmilch an und lassen es 3 - 4 Minuten köcheln.
8. Geben Sie dann den Fisch dazu, ebenso wie die Tomatenviertel, schmecken Sie nochmals mit Pfeffer ab und lassen das Curry garen, bis der Fisch zart ist.

Pangasiusfilet

Portionen: 1 Portion

Arbeitszeit: Vorbereitung: 25 Minuten
Zubereitung: 25 Minuten

Schwierigkeitsgrad: leicht

Zutaten:

70 g Pangasiusfilet | 2 EL Gemüsebrühe | 2 Stiele glatte Petersilie | 1 Schalotte | 1 Karotte | 1 Fenchelknolle | ½ Limette | etwas Pfeffer

Zubereitung:

1. Schälen Sie die Schalotte und schneiden Sie diese in Würfel.
2. Schneiden Sie die geschälte Karotte und die Fenchelknolle in schmale Stifte.
3. Geben Sie die Gemüsebrühe in eine Pfanne und erhitzen Sie diese.
4. Fügen Sie Fenchel und Karotte hinzu und lassen Sie das Ganze 3 Minuten dünsten.
5. Spülen Sie das Fischfilet ab und legen Sie es auf das Gemüse.
6. Lassen Sie alles bei schwacher Hitze 8 - 10 Minuten weiter dünsten.
7. Hacken Sie die gewaschene Petersilie fein.
8. Pressen Sie die Limettenhälfte aus, träufeln Sie den Saft nach Belieben über den Fisch.
9. Schmecken Sie vor dem Servieren mit Pfeffer ab und garnieren Sie den Fisch mit der gehackten Petersilie.

Schnitzel vom Seeteufel

Portionen: 2 Portionen

Arbeitszeit: Vorbereitung: 35 Minuten
Zubereitung: 35 Minuten

Schwierigkeitsgrad: leicht

Zutaten:

275 g Seeteufelfilet | 25 g Kapern | 125 ml Fischfond | 2 EL Olivenöl | 1 TL Koriandersamen | 14 gelbe Kirschtomaten | 5 schwarze Pfefferkörner | 1 Schalotte | ½ Zitrone | ½ Orange | etwas Pfeffer

Zubereitung:

1. Waschen, halbieren und entkernen Sie die Tomaten.
2. Hacken Sie die abgetropften Kapern grob
3. Schälen Sie die Schalotte und hacken Sie diese fein.
4. Zerteilen Sie die Petersilie grob.
5. Pressen Sie Orangen - und Zitronenhälfte getrennt aus.
6. Spülen Sie das Seeteufelfilet ab und schneiden Sie es in 2 cm dicke Scheiben.
7. Klopfen Sie die Scheiben zwischen zwei Klarsichtfolien flacher.
8. Zerstoßen Sie die Koriandersamen und Pfefferkörner im Mörser.
9. Wenden Sie die Fischscheiben darin.
10. Braten Sie den Fisch von jeder Seite 1 Minute bei starker Hitze an und würzen Sie ihn mit Zitronensaft, nachdem Sie ihn aus der Pfanne genommen haben.
11. Dünsten Sie dann die Tomaten und die Schalotte 30 Sekunden unter Rühren an.
12. Gießen Sie dann 50 ml Orangensaft und den Fischfond dazu und lassen Sie alles 3 Minuten bei starker Hitze mit den Kapern kochen.
13. Erhitzen Sie den Fisch und die Petersilie nochmals kurz und schmecken Sie vor dem Servieren mit Pfeffer ab.

Vegetarische und vegane Gerichte

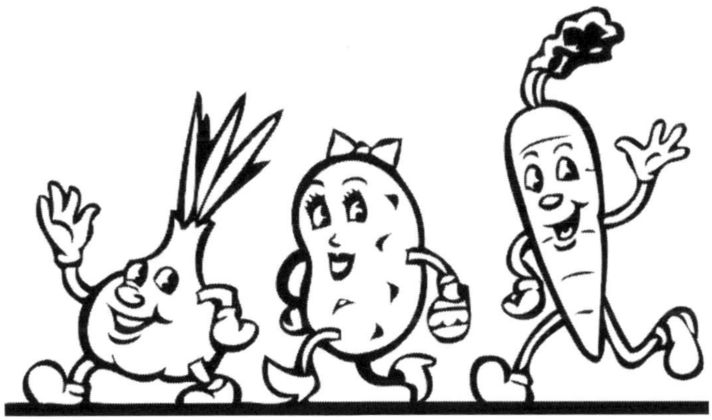

Brokkoli-Karotten-Pfanne

Portionen: 4 Portionen

Arbeitszeit: Vorbereitung: 15 Minuten
Zubereitung: 30 Minuten

Schwierigkeitsgrad: leicht

Zutaten:

800 g Brokkoli I 3 EL Pflanzenöl I 1 TL Currypulver I ½ TL Kokosblütenzucker I 4 Karotten I 2 Knoblauchzehen I etwas Pfeffer

Zubereitung:

1. Schneiden Sie den gewaschenen und geputzten Brokkoli mit Strunk in Viertel, ebenso wie die geschälten Karotten
2. Blanchieren Sie das Gemüse 3 - 4 Minuten in kochendem Salzwasser und schrecken es nach dem Herausnehmen eiskalt ab.
3. Halbieren Sie den geschälten Knoblauch, braten ihn in einer Pfanne mit heißem Öl an und stellen ihn beiseite.
4. Geben Sie dann das Gemüse in die Pfanne und streuen Sie das Currypulver darüber.
5. Braten Sie das Ganze 5 Minuten an, bevor Sie den Zucker hinzufügen und diesen leicht karamellisieren lassen.
6. Vervollständigen Sie die Brokkoli - Karotten - Pfanne mit dem beiseite gestellten Knoblauch und wenn notwendig etwas Wasser.
7. Servieren Sie die Gemüsepfanne auf einer Platte.

Brokkolistäbchen

Portionen: 20 Portionen

Arbeitszeit: Vorbereitung: 35 Minuten
Zubereitung: 35 Minuten

Schwierigkeitsgrad: leicht

Zutaten:

180 g Semmelbrösel I 120 g Cheddar - Käse I 50 g Zwiebeln I 1 EL Korianderblatt I 1 EL frischer Rosmarin I 1 Brokkoli I 1 Ei I etwas Pfeffer

Zubereitung:

1. Garen Sie den Brokkoli 3 Minuten in einer geringen Menge Wasser.
2. Pürieren Sie Ei, Brokkoli, Koriander, Semmelbrösel, Rosmarin, Pfeffer und Käse mit einem Stabmixer.
3. Formen Sie den Teig zu kleinen Stäbchen und legen Sie diese auf ein mit Backpapier ausgelegtes Backblech.
4. Backen Sie die Brokkolistäbchen 18 - 24 Minuten bei 180°C.

Curry mit Zucchini und Linsen

Portionen: 4 Portionen

Arbeitszeit: Vorbereitung: 45 Minuten
Zubereitung: 45 Minuten

Schwierigkeitsgrad: mittel

Zutaten:

250 g rote Linsen | 200 g vorgegarte Kartoffeln | 200 g Karotten | 200 g Zucchini | 4 EL Butterschmalz | 1 TL frisch geriebenen Ingwer | 1 TL gelbe Currypaste | 1 TL gemahlenen Koriander | 1 TL Kurkuma | ½ TL Kreuzkümmel | 4 Knoblauchzehen | 2 getrocknete Tomaten | 2 Zwiebel

Zubereitung:

1. Kochen Sie die gewaschenen Linsen in 1 Liter Wasser auf, fügen Sie Kurkuma hinzu und lassen Sie sie 10 Minuten bei halbgeöffnetem Deckel köcheln.
2. Schälen Sie die Karotten und Kartoffeln, ebenso wie die Zucchini und schneiden Sie das Gemüse in Würfel.
3. Hacken Sie Zwiebeln und Knoblauch nach dem Schälen klein, mischen Sie beides mit dem Ingwer und braten Sie die Mischung in einer Pfanne mit Butterschmalz hellbraun.
4. Geben Sie Koriander, Kreuzkümmel und die Currypaste hinzu und heben Sie das Gemüse und die Tomaten unter.
5. Löschen Sie das Ganze mit ¼ Liter Wasser ab, lassen es aufkochen und dann 10 Minuten bei schwacher Hitze köcheln.
6. Fügen Sie schließlich die Linsen dazu und lassen alles weitere 5 Minuten garen.
7. Servieren Sie das Curry mit Fladenbrot.

Dinkelstäbchen

Portionen: 1 Portion

Arbeitszeit: Vorbereitung: 15 Minuten
Zubereitung: 45 Minuten

Schwierigkeitsgrad: leicht

Zutaten:

250 g Dinkel - Vollkornmehl | 60 ml Olivenöl | 1 Banane | 1 Apfel

Zubereitung:

1. Heizen Sie den Backofen auf 200°C vor.
2. Reiben Sie den geschälten Apfel grob und zerdrücken Sie die Banane mit der Gabel.
3. Verkneten Sie nun beides mit dem Öl, sowie dem Mehl und formen Sie aus dem Teig dicke Stäbchen.
4. Backen Sie diese 30 Minuten im vorgeheizten Ofen.

Erbsenpüree

Portionen: 2 Portionen

Arbeitszeit: Vorbereitung: 15 Minuten
Zubereitung: 15 Minuten

Schwierigkeitsgrad: leicht

Zutaten:

250 g tiefgekühlte Erbsen | 4 EL Sojacreme | 1 EL Olivenöl | 1 Kästchen Gartenkresse | 1 Knoblauchzehe | 1 Zwiebel | 1 Bio - Zitrone | etwas Pfeffer

Zubereitung:

1. Hacken Sie Knoblauch und Zwiebel fein.
2. Reiben Sie die Schale der gewaschenen Zitrone fein ab, halbieren Sie die Zitrusfrucht und pressen Sie eine Hälfte aus.
3. Dünsten Sie Knoblauch und Zwiebeln in heißem Öl glasig, geben Sie die Erbsen hinzu und lassen das Ganze 1 Minute dünsten.
4. Fügen Sie dann 2 EL Wasser und 1 EL Zitronensaft hinzu und lassen Sie alles 1 - 2 Minuten weiter köcheln.
5. Geben Sie die Sojacreme vor dem Aufkochen hinzu.
6. Pürieren Sie das Ganze nun mit einem Stabmixer und würzen Sie mit etwas Pfeffer.
7. Vor dem Servieren garnieren Sie das Erbsenpüree mit der geschnittenen Kresse.

Falafel

Portionen: 1 Portion

Arbeitszeit: Vorbereitung: 10 Minuten
Zubereitung: 15 Minuten

Schwierigkeitsgrad: leicht

Zutaten:

80 g Kichererbsen I 1 EL Dinkel - Vollkornmehl I 1 TL frische Petersilie I 1 Scheibe geschälten Ingwer I ½ Zwieback I etwas Kreuzkümmel

Zubereitung:

1. Pürieren Sie alle Zutaten mit dem Stabmixer und formen Sie aus dem Teig kleine Kugeln.
2. Frittieren Sie diese in heißem Öl, ohne sie zu dunkel werden zu lassen.
3. Servieren Sie die Kugeln mit gedünstetem Gemüse.

Fladen mit Ziegenkäse und Kürbis

Portionen: 4 Portionen

Arbeitszeit: Vorbereitung: 40 Minuten
Zubereitung: 125 Minuten

Schwierigkeitsgrad: leicht

Zutaten:

410 g Dinkel - Vollkornmehl **I** 300 g Hokkaido - Kürbisfruchtfleisch **I** 200 g Ziegenfrischkäse (45% Fett) **I** 175 g saure Sahne **I** 3 EL Kürbiskernöl **I** 2 EL gehackter Thymian **I** 1 EL Trockenhefe **I** 1 TL Reissirup **I** 2 rote Zwiebeln **I** 1 Eigelb **I** etwas Muskat und Pfeffer

Zubereitung:

1. Mischen Sie 400 g Mehl mit Reissirup und 200 ml Wasser und kneten Sie daraus einen mittelfesten Teig, den Sie im warmen Ofen 1 Stunde gehen lassen.
2. Bestäuben Sie mit dem restlichen Mehl die Arbeitsfläche und rollen Sie aus dem Teig 4 gleich große dünne Fladen aus.
3. Schneiden Sie den Ziegenkäse in Würfel und das Kürbisfruchtfleisch in dünne Scheiben.
4. Legen Sie die Fladen auf ein mit Backpapier ausgelegtes Blech.

5. Schälen Sie die Zwiebeln und zerteilen Sie diese in feine Spalten.
6. Verrühren Sie etwas Salz, Muskat und Pfeffer mit dem Eigelb und der sauren Sahne.
7. Streichen Sie die Mischung auf die Fladen und legen Sie die Kürbisscheiben und Zwiebeln darauf.
8. Streuen Sie den Käse darüber und beträufeln Sie alles mit dem Kürbiskernöl.
9. Backen Sie die Fladen 10 - 12 Minuten im vorgeheizten Backofen bei 220°C goldbraun.
10. Garnieren Sie die Fladen vor dem Servieren mit den Kräutern.

Gebackene Rote Bete

Portionen: 4 Portionen

Arbeitszeit: Vorbereitung: 20 Minuten
Zubereitung: 50 Minuten

Schwierigkeitsgrad: leicht

Zutaten:

800 g Rote Bete | 10 g Kräuter | 3 EL Olivenöl | 2 EL Balsamessig | ½ TL gemahlener Kardamon | ½ TL gemahlener Kreuzkümmel | 1 Bund Radieschen | etwas Salz, Pfeffer und Zimt

Zubereitung:

1. Schälen Sie mit Einweghandschuhen die Rote Bete und schneiden Sie sie in mundgerechte Stücke.
2. Mischen Sie die Rote Bete mit Öl und würzen Sie mit Salz, Pfeffer, Kardamon, Kreuzkümmel und Zimt.
3. Backen Sie die Rote Bete in einer Auflaufform im vorgeheizten Backofen 35 - 40 Minuten bei 200°C.
4. Vierteln Sie zwischenzeitlich die gewaschenen Radieschen und hacken Sie die Kräuter fein.
5. Streuen Sie Radieschen, Kräuter und Balsamessig vor dem Servieren auf die Rote Bete.

Gefüllte Teigtaschen

Portionen: 12 Portionen

Arbeitszeit: Vorbereitung: 40 Minuten
Zubereitung: 60 Minuten

Schwierigkeitsgrad: leicht

Zutaten:

200 g Dinkel - Vollkornmehl | 150 g pflanzliche Joghurtalternative aus Soja | 6 EL Tomatenmark | 3 EL gemahlene Haselnusskerne | 3 TL Olivenöl | 2 TL Backpulver | 2 Zweige Rosmarin | 1 Schalotte | etwas Pfeffer

Zubereitung:

1. Verkneten Sie das Mehl, die Joghurtalternative, Backpulver und 2 TL Öl zu einem Teig.
2. Rollen Sie den Teig auf einer bemehlten Arbeitsfläche dünn aus und stechen dann 12 Kreise mit ca. 8 cm Durchmesser aus.
3. Dünsten Sie die fein gehackte Schalotte im restlichen Öl 2 Minuten an und geben Sie das Tomatenmark dazu.
4. Hacken Sie den Rosmarin fein und geben Sie ihn mit den gemahlenen Haselnusskernen und etwas Pfeffer zu der Tomatenmarkmischung.
5. Setzen Sie dann 1 TL der Füllung auf die Teigkreise, falten diese dann mittig und drücken diese mit einer Gabel zusammen.
6. Backen Sie die Teigtaschen 30 Minuten bei 180°C im Backofen.

Gemüseeintopf

Portionen: 4 Portionen

Arbeitszeit: Vorbereitung: 35 Minuten
Zubereitung: 50 Minuten

Schwierigkeitsgrad: leicht

Zutaten:

200 g Wirsing I 100 g Karotten I 100 g Sellerie I 100 g Zucchini I 100 g Champignons I 50 g geriebener Parmesan I 1 Liter Gemüsebrühe I 2 Zweige Oregano I 1 Bund Basilikum I ½ Bund Petersilie I 2 Knoblauchzehen I 2 Tomaten I 1 Zwiebel I 1 Lorbeerblatt I etwas Salz und Pfeffer

Zubereitung:

1. Waschen Sie das Gemüse und schälen Sie es, wenn es notwendig ist.
2. Hacken Sie den geschälten Knoblauch und die Zwiebel fein.
3. Schneiden Sie die Karotten und Zucchini in dünne Scheiben und den Wirsing in breite.
4. Würfeln Sie den Sellerie fein.
5. Hacken Sie die gewaschenen Kräuter klein und schneiden Sie die geputzten Pilze feinblättrig.
6. Häuten Sie die überbrühten und kurz abgeschreckten Tomaten und würfeln Sie diese fein.
7. Dünsten Sie Knoblauch und Zwiebeln in heißem Öl an, löschen Sie mit Gemüsebrühe ab und fügen Sie das Lorbeerblatt hinzu.
8. Geben Sie Karotten und Sellerie ebenfalls dazu und lassen Sie das Ganze 5 Minuten abgedeckt dünsten.
9. Ergänzen Sie den Eintopf mit Wirsing und Champignons und lassen alles weitere 4 Minuten weiter köcheln.
10. Geben Sie zum Schluss Tomaten und Zucchini hinzu und lassen Sie den Eintopf nochmals 3 Minuten köcheln.
11. Schmecken Sie den Gemüseeintopf vor dem Servieren mit Salz und Pfeffer ab und garnieren Sie ihn mit Kräutern und Parmesan.

Gnocchi

Portionen: 4 Portionen

Arbeitszeit: Vorbereitung: 80 Minuten
Zubereitung: 80 Minuten

Schwierigkeitsgrad: mittel

Zutaten:

500 g mehligkochende Kartoffeln | 150 g passierte Tomaten | 80 g Mehl | 30 g Parmesan | 1 EL Olivenöl | 2 rote Paprika | 1 gelbe Paprika | 1 Zwiebel | 1 Ei | etwas Pfeffer und Muskat

Zubereitung:

1. Kochen Sie die gewaschenen Kartoffeln 25 Minuten in kochendem Salzwasser, pellen Sie diese in warmem Zustand und drücken Sie sie durch eine Kartoffelpresse.
2. Mischen Sie die Kartoffelmasse mit Ei und Mehl und würzen Sie alles mit Pfeffer und Muskat.
3. Formen Sie aus dem Teig mehrere dünne Rollen, die Sie in walnussgroße Gnocchi aufteilen.
4. Drücken Sie mit der Gabel ein Muster ein.

5. Würfeln Sie die gewaschenen und halbierten Paprika fein und hacken Sie die Zwiebeln klein.
6. Dünsten Sie in heißem Öl die Zwiebeln glasig und geben Sie dann die Paprikawürfel und die Tomaten hinzu und würzen Sie mit Pfeffer und den Thymianblättchen

Gratin

Portionen: 4 Portionen

Arbeitszeit: Vorbereitung: 35 Minuten
Zubereitung: 80 Minuten

Schwierigkeitsgrad: leicht

Zutaten:

500 g Süßkartoffeln | 300 g Karotten | 100 g Créme fraîche | 100 g Gruyére - Käse | 300 ml Soja - Milch | 2 Eier | ½ Bund Thymian | etwas Pfeffer und Muskat

Zubereitung:

1. Schälen Sie Süßkartoffeln und Karotten und schneiden Sie beides in Scheiben.

2. Schichten Sie die Gemüsescheiben in wechselnder Reihenfolge in eine Auflaufform.
3. Verquirlen Sie Soja - Milch, Créme fraîche und Eier.
4. Rühren Sie danach die Hälfte des geriebenen Käses, sowie der Thymianblätter unter und würzen Sie mit Pfeffer und Muskat.
5. Gießen Sie die Eiermischung über das Gemüse, streuen Sie den restlichen Käse darüber und backen Sie das Ganze ca. 45 Minuten bei 180°C.
6. Garnieren Sie das Gratin vor dem Servieren mit den restlichen Thymianblättern.

Karamelltofu

Portionen: 2 Portionen

Arbeitszeit: Vorbereitung: 15 Minuten
Zubereitung: 15 Minuten

Schwierigkeitsgrad: mittel

Zutaten:

400 g Zucchini | 360 g Chicorée | 200 g Tofu | 30 g Rohrzucker | 1 TL Olivenöl | 1 TL rosa Pfefferbeeren | 1 Zweig Rosmarin | etwas Pfeffer

Zubereitung:

1. Halbieren Sie die gewaschenen Zucchinis der Länge nach und schneiden Sie diese in 1 cm dicke Scheiben.
2. Hacken Sie den Rosmarin fein und schneiden Sie den Tofu in große Würfel.
3. Dünsten Sie die Zucchinischeiben 3 Minuten in heißem Olivenöl, nachdem Sie sie mit Pfeffer gewürzt haben.
4. Schneiden Sie die Spitzen des gewaschenen Chicorées ab und stellen Sie diese beiseite.
5. Zerteilen Sie den Rest in Streifen, die Sie zu den Zucchinischeiben geben und das Ganze weitere 2 Minuten garen lassen.
6. Karamellisieren Sie den Zucker mit 1 EL Wasser in einer Pfanne, bis er goldbraun ist.
7. Wenden Sie die Tofuwürfel im heißen Karamell und erwärmen Sie diese.
8. Zerdrücken Sie die Pfefferbeeren und streuen Sie sie zusammen mit dem Rosmarin über den Tofu.
9. Geben Sie die Chicoréespitzen zum Gemüse, erhitzen alles und schmecken mit Pfeffer ab.
10. Servieren Sie das Gemüse mit dem karamellisierten Tofu.

Kartoffel-Zucchini-Karotten-Frikadellen

Portionen: 4 Portionen

Arbeitszeit: Vorbereitung: 45 Minuten
Zubereitung: 45 Minuten

Schwierigkeitsgrad: leicht

Zutaten:

600 g festkochende Kartoffeln | 300 g Soja - Joghurtalternative | 200 g Zucchini | 200 g Karotten | 50 g gehackte Haselnusskerne | 2 EL Dinkel - Vollkornmehl | 2 EL Olivenöl | 1 TL Zitronensaft | 1 TL Reissirup | 1 Bund Bärlauch | 2 Eier | etwas Pfeffer und Muskat

Zubereitung:

1. Schälen Sie Zucchini und Karotten und raspeln Sie diese grob.
2. Reiben Sie die geschälten Kartoffeln fein und drücken Sie diese gut aus.
3. Vermischen Sie dann Zucchini-, Karotten- und Kartoffelraspeln mit dem Mehl, den gehackten Haselnusskernen und den Eiern und würzen Sie das Ganze mit Pfeffer und Muskat.
4. Geben Sie 1 - 2 EL Teig in heißes Öl, drücken Sie ihn flach und braten Sie die Frikadellen 4 Minuten auf beiden Seiten goldbraun.
5. Hacken Sie in der Zwischenzeit die Blätter des Bärlauchs fein, verrühren Sie diese mit der Joghurtalternative und dem Zitronensaft und schmecken Sie das Ganze mit Pfeffer und Reissirup ab.
6. Lassen Sie die Frikadellen auf Küchenkrepp abtropfen und servieren Sie sie mit dem Bärlauch - Dip.

Omelett

Portionen: 6 Portionen

Arbeitszeit: Vorbereitung: 35 Minuten
Zubereitung: 35 Minuten

Schwierigkeitsgrad: leicht

Zutaten:

600 g festkochende Kartoffeln | 100 g gekochter Schinken | 75 g geriebener Pecorino | 2 EL Olivenöl | 1 Stange Lauch | 8 Eier | 1 rote Paprika | etwas Salz und Pfeffer

Zubereitung:

1. Heizen Sie den Backofen auf 180°C vor.
2. Schälen Sie die Kartoffeln und würfeln Sie diese.
3. Verquirlen Sie die Eier. Schneiden Sie den gewaschenen Lauch in Ringe und den Schinken in Streifen.
4. Würfeln Sie die Paprika klein und vermischen Sie die Paprikawürfel mit Eiern, Pecorino, Lauch, Schinken und Kartoffeln. Würzen Sie mit Salz und Pfeffer.
5. Geben Sie die Eimasse in eine backofengeeignete Pfanne mit heißem Öl und braten Sie sie 1 - 2 Minuten.
6. Backen Sie das Omelett ca. 12 Minuten im Backofen goldbraun.

Paella mit Gemüse

Portionen: 4 Portionen

Arbeitszeit: Vorbereitung: 70 Minuten
Zubereitung: 70 Minuten

Schwierigkeitsgrad: leicht

Zutaten:

300 g Tomaten I 200 g gekochter Naturreis I 150 g tiefgekühlte grüne Bohnen I 150 g tiefgekühlte Erbsen I 600 ml Gemüsebrühe I 2 EL Olivenöl I 1 TL getrockneter Thymian I 1 TL getrockneter Oregano I 1 TL edelsüßes Paprikapulver I 2 Knoblauchzehen I 2 Stangen Staudensellerie I 1 Döschen Safranfäden I 1 Zwiebel I 1 rote Paprika I 1 Lorbeerblatt I 1 Zitrone I etwas Pfeffer

Zubereitung:

1. Braten Sie den Reis unter ständigem Rühren in 1 EL heißem Öl an.
2. Löschen Sie den Reis mit der Gemüsebrühe ab und würzen Sie ihn mit Thymian, Lorbeerblatt, Safran und Oregano.

3. Lassen Sie das Ganze 30 Minuten zugedeckt köcheln.
4. Schälen und hacken Sie Knoblauch und Zwiebel fein.
5. Würfeln Sie die gewaschene und entkernte Paprika klein, ebenso wie den Sellerie.
6. Schneiden Sie das Fruchtfleisch der gehäuteten Tomaten klein.
7. Blanchieren Sie die Bohnen 5 Minuten in kochendem Salzwasser.
8. Braten Sie Knoblauch und Zwiebeln im restlichen Öl goldgelb, geben Sie Paprika, Sellerie und Bohnen hinzu und lassen Sie alles 4 Minuten unter Rühren weiterbraten.
9. Mischen Sie dann Paprikapulver und Tomaten unter und lassen das Ganze weitere 5 Minuten dünsten.
10. Heben Sie den vorgekochten Reis samt Kochflüssigkeit unter das Gemüse, fügen Sie die Erbsen hinzu und lassen die Paella nochmals 2 Minuten unter ständigem Rühren garen.
11. Schmecken Sie mit Pfeffer ab und garnieren Sie die Paella vor dem Servieren mit der in Scheiben geschnittenen Zitrone.

Parmesantaler mit Nudeln und Avocadocreme

Portionen: 3 Portionen

Arbeitszeit: Vorbereitung: 30 Minuten
Zubereitung: 30 Minuten

Schwierigkeitsgrad: leicht

Zutaten:

250 g Penne | 70 g Parmesan | 2 EL Zitronensaft | 4 Stiele Basilikum | 1 Knoblauchzehe | 1 Avocado

Zubereitung:

1. Verteilen Sie die Hälfte des Parmesans auf einem mit Backpapier ausgelegten Backblech auf vier gleich große Häufchen.
2. Backen Sie die Parmesantaler bei 200°C, bis sie goldbraun sind.
3. Bereiten Sie die Nudeln nach Packungsanleitung zu und stellen Sie 50 ml des Nudelwassers beiseite, wenn die Nudeln gar sind.
4. Geben Sie das Avocadofruchtfleisch in eine Schüssel, fügen Sie den geschälten Knoblauch, den Zitronensaft und etwas Pfeffer hinzu.
5. Pürieren Sie die Masse mit einem Stabmixer fein, ergänzen Sie diese mit den klein gehackten Basilikumblättern und rühren das beiseite gestellte Nudelwasser ein.
6. Vermischen Sie die Nudeln mit der Avocadocreme und servieren Sie das Ganze mit den Parmesantalern.

Pommes

Portionen: 2 Portionen

Arbeitszeit: Vorbereitung: 15 Minuten
Zubereitung: 55 Minuten

Schwierigkeitsgrad: leicht

Zutaten:

500 g festkochende Kartoffeln **I** 1 EL hocherhitzbares Pflanzenöl **I** 1 EL Vollkorn - Reismehl **I** 1 TL edelsüßes Paprikapulver

Zubereitung:

1. Schneiden Sie die geschälten Kartoffeln in dicke Stäbchen.
2. Geben Sie diese in ein Sieb und spülen Sie sie solange unter fließendem Wasser, bis dieses klar ist.
3. Übergießen Sie die in einer feuerfesten Schüssel befindlichen Kartoffelstäbchen mit kochendem Wasser und weichen Sie sie für 15 Minuten darin ein.
4. Gießen Sie das Wasser dann ab und breiten Sie die Pommes auf einem Küchenkrepp aus.
5. Mischen Sie Öl, Paprikapulver und Mehl mit den Pommes in einer Schüssel.
6. Breiten Sie die Pommes dann auf einem mit Backpapier ausgelegten Blech aus und backen Sie diese im vorgeheizten Backofen 30-35 Minuten bei 240°C knusprig (nach 15 Minuten wenden).

Püree mit Kartoffel und Rote Bete

Portionen: 4 Portionen

Arbeitszeit: Vorbereitung: 15 Minuten
Zubereitung: 25 Minuten

Schwierigkeitsgrad: leicht

Zutaten:

300 g Rote Bete | 250 g Kartoffeln | 80 g gemahlene Sonnenblumenkerne | 1 Orange

Zubereitung:

1. Würfeln Sie die geschälten Kartoffeln, ebenso wie die Rote Bete.
2. Garen Sie beides in 100 ml kochendem Wasser für 10 Minuten.
3. Halbieren Sie die Orange und pressen diese aus.
4. Geben Sie den Orangensaft mit den gemahlenen Sonnenblumenkernen zum Gemüse und pürieren Sie alles mit einem Stabmixer.

Reibekuchen

Portionen: 4 Portionen

Arbeitszeit: Vorbereitung: 30 Minuten
Zubereitung: 30 Minuten

Schwierigkeitsgrad: leicht

Zutaten:

1 kg Kartoffeln | 2 EL Olivenöl | etwas Pfeffer und Muskat

Zubereitung:

1. Reiben Sie die geschälten Kartoffeln grob und drücken Sie mit den Händen die Flüssigkeit aus.
2. Würzen Sie die Kartoffelraspeln mit Pfeffer und Muskat.
3. Formen Sie kleine Reibekuchen und braten Sie diese in heißem Öl von beiden Seiten goldbraun.

Rote Bete-Ananas-Auflauf

Portionen: 4 Portionen

Arbeitszeit: Vorbereitung: 15 Minuten
Zubereitung: 35 Minuten

Schwierigkeitsgrad: leicht

Zutaten:

500 g vorgegarte Rote Bete in Scheiben I 200 g Ananasfruchtfleisch in Scheiben I 125 g Blauschimmelkäse (50% Fett) I 50 g Sojacreme I 20 g Dinkel - Vollkornmehl I 100 ml Rote Bete - Saft I 1 TL Olivenöl I ¼ TL gemahlener Kreuzkümmel I 1 Stiel Salbei I etwas Zimt

Zubereitung:

1. Fetten Sie eine Auflaufform mit Öl ein und legen Sie abwechselnd und leicht überlappend die Ananas - und Rote Bete - Scheiben hinein.
2. Hacken Sie den gewaschenen Salbei klein und verrühren Sie Ihn mit Sojacreme, Mehl und Rote Bete - Saft.
3. Würzen Sie die Mischung mit Zimt, Kreuzkümmel, Muskat und Pfeffer und gießen Sie diese über das Gemüse.
4. Verteilen Sie den kleingeschnittenen Käse darauf und gratinieren Sie den Auflauf 20 - 25 Minuten bei 180°C.

Sellerie mit Gemüsetunke

Portionen: 2 Portionen

Arbeitszeit: Vorbereitung: 25 Minuten
Zubereitung: 30 Minuten

Schwierigkeitsgrad: leicht

Zutaten:

500 g Knollensellerie I 200 g Zucchini I 125 ml Gemüsebrühe I 2 TL Balsamessig I 1 TL Olivenöl I 2 getrocknete Tomaten ohne Öl I 1 Knoblauchzehe I 1 Zwiebel I etwas Pfeffer

Zubereitung:

1. Schneiden Sie den gewaschenen Knollensellerie in 4 gleich dicke Scheiben.
2. Kochen Sie die Gemüsebrühe auf und lassen Sie die Selleriescheiben 10 Minuten bei mittlerer Hitz zugedeckt garen.
3. Würfeln Sie die Zucchini grob und Knoblauch und Zwiebeln fein.
4. Schneiden Sie die Tomaten in dünne Streifen.
5. Nehmen Sie die Selleriescheiben aus der Brühe und stellen Sie sie warm.

6. Geben Sie dann Tomaten, Zwiebel und Knoblauch in die Gemüsebrühe und lassen das Ganze 8 - 10 Minuten dünsten.
7. Fügen Sie die Zucchini hinzu und lassen diese noch weitere 2 - 3 Minuten mitgaren.
8. Würzen Sie die Gemüsetunke mit Olivenöl, Pfeffer und Essig.
9. Servieren Sie die Selleriescheiben mit der Gemüsetunke.

Sesamspinat mit Karotten

Portionen: 4 Portionen

Arbeitszeit: Vorbereitung: 30 Minuten
Zubereitung: 60 Minuten

Schwierigkeitsgrad: leicht

Zutaten:

500 g frischer Blattspinat I 3 EL saure Sahne I 1 EL Butter I 1 EL helle Sesamsaat I 2 Knoblauchzehen I 2 Karotten I etwas Pfeffer und Muskat

Zubereitung:

1. Schälen Sie den Knoblauch und schneiden Sie diesen in Scheiben.
2. Dünsten Sie die Knoblauchscheiben in etwas heißem Öl glasig.
3. Geben Sie den gewaschenen Spinat hinzu, lassen Sie diesen zusammenfallen und schmecken Sie dann mit Pfeffer und Muskat ab.
4. Zwischenzeitlich raspeln Sie die geschälten Karotten fein und schwitzen Sie diese in zerlassener Butter kurz an.
5. Fügen Sie dann Créme fraîche und die Sesamsaat hinzu und geben Sie alles zum Spinat.

Spinat mit Spiegelei

Portionen: 4 Portionen

Arbeitszeit: Vorbereitung: 15 Minuten
Zubereitung: 35 Minuten

Schwierigkeitsgrad: leicht

Zutaten:

800 g frischer Blattspinat I 100 g Sojacreme I 80 g geriebener Parmesan I 4 EL Olivenöl I 4 Eier I 2 Schalotten I 1 Knoblauchzehe I etwas Pfeffer und Muskat

Zubereitung:

1. Schälen Schalotten und Knoblauch und hacken Sie beides fein.
2. Waschen Sie den Spinat.
3. Bestreichen Sie 4 Portionsförmchen mit 1 EL Olivenöl.
4. Braten Sie im restlichen Öl den Knoblauch und die Schalotten an.
5. Fügen Sie den Spinat hinzu, lassen Sie ihn bei schwacher Hitze zusammenfallen und schmecken Sie mit Pfeffer und Muskat ab.
6. Heben Sie die Hälfte des Parmesans und die Sojacreme unter den Spinat.
7. Geben Sie den Spinat in eine Auflaufform und drücken Sie 4 Vertiefungen hinein.
8. Schlagen Sie in jede Vertiefung ein Ei und bestreuen Sie das Ganze mit dem restlichen Parmesan.
9. Überbacken Sie den Spinat und die Eier bei 200°C 10 - 15 Minuten im Backofen.

Zucchinistifte

Portionen: 2 Portionen

Arbeitszeit: Vorbereitung: 30 Minuten
Zubereitung: 30 Minuten

Schwierigkeitsgrad: leicht

Zutaten:

200 g Soja - Joghurtalternative I 50 g gemahlene Mandeln I 50 g geriebenen Parmesan I 2 EL Pesto Rosso I 1 TL italienische Kräuter I 2 Zucchini I 1 Bund Basilikum I 1 Ei I etwas Pfeffer und Kurkuma

Zubereitung:

1. Vierteln Sie die geschälten Zucchini der Länge nach und schneiden Sie diese in 3 cm große Stücke.
2. Mischen Sie italienische Kräuter, Parmesan und Kurkuma und würzen Sie mit etwas Pfeffer.
3. Verquirlen Sie das Ei und wenden Sie die Zucchinistifte zuerst darin und dann in der Parmesanmischung.
4. Legen Sie die panierten Zucchinistifte auf ein mit Backpapier ausgelegtes Blech und backen Sie diese im vorgeheizten Backofen 15-20 Minuten bei 220°C.
5. Verrühren Sie zwischenzeitlich Pesto und Joghurtalternative miteinander und hacken Sie das Basilikum grob.
6. Bestreuen Sie die Zucchinistifte mit dem Basilikum und servieren Sie alles mit dem Joghurt - Dip.

Beilagen

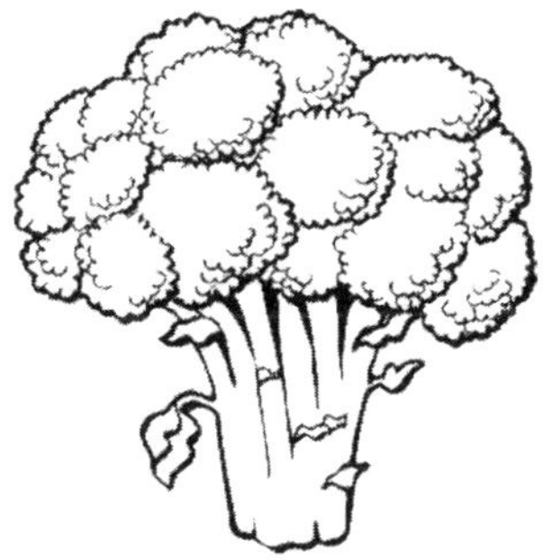

Brokkoliröllchen

Portionen: 4 Portionen

Arbeitszeit: Vorbereitung: 20 Minuten
Zubereitung: 20 Minuten

Schwierigkeitsgrad: leicht

Zutaten:

500 g Brokkoli I 100 g geriebener Emmentaler I 1 TL Senf I ½ TL Paprikapulver I 1 eingeweichtes und ausgedrücktes Brötchen I 1 Zwiebel I 1 Ei I etwas Pfeffer

Zubereitung:

1. Teilen Sie den gewaschenen Brokkoli in kleine Röschen auf.
2. Würfeln Sie die geschälten Brokkolistiele.
3. Geben Sie die Stiele für 2 Minuten ins kochende Wasser, fügen Sie dann die Röschen hinzu und lassen Sie beides weitere 3 - 4 Minuten köcheln.
4. Schneiden Sie die geschälte Zwiebel in Würfel.
5. Gießen Sie den Brokkoli ab und hacken ihn etwas kleiner.
6. Vermischen Sie den kleingehackten Brokkoli mit dem ausgedrückten Brötchen, dem Ei und den Zwiebelwürfeln und würzen Sie mit Paprikapulver, Pfeffer und Senf.
7. Mischen Sie den Käse unter die Mischung und formen Sie aus dem Teig ca. 20 Röllchen.
8. Legen Sie die Brokkoliröllchen auf ein mit Backpapier ausgelegtes Backblech und backen Sie diese 15 Minuten bei 180°C.

Cremiges Rote Bete-Kichererbsen-Püree

Portionen: 4 Portionen

Arbeitszeit: Vorbereitung: 15 Minuten
Zubereitung: 15 Minuten

Schwierigkeitsgrad: leicht

Zutaten:

300 g Kichererbsen I 30 g Sonnenblumenkerne I 3 EL Tahini I 2 EL Zitronensaft I 7 vorgegarte Rote Bete - Knollen I 4 Zweige Rosmarin I 3 Zweige Thymian I 1 Knoblauchzehe I etwas Pfeffer

Zubereitung:

1. Geben Sie die Kichererbsen in ein Sieb und spülen Sie sie mit kaltem Wasser ab.
2. Schneiden Sie die Rote Bete in grobe Stücke.
3. Rösten Sie die Sonnenblumenkerne in einer Pfanne ohne Fett.
4. Hacken Sie den Rosmarin fein und zupfen Sie die Thymianblättchen ab.
5. Geben Sie alle Zutaten samt dem geschälten Knoblauch in ein hohes Gefäß, schmecken Sie mit Pfeffer ab und pürieren Sie alles mit dem Stabmixer.

Gebackene Zucchinischeiben

Portionen: 4 Portionen

Arbeitszeit: Vorbereitung: 10 Minuten
Zubereitung: 15 Minuten

Schwierigkeitsgrad: leicht

Zutaten:

2 grüne Zucchini | 1 gelbe Zucchini | 1 EL Olivenöl | etwas Pfeffer

Zubereitung:

1. Schneiden Sie die geschälten Zucchini der Länge nach in dünne Scheiben.
2. Legen Sie die Zucchinischeiben auf ein mit Backpapier ausgelegtes Blech, bestreichen Sie diese mit Öl und würzen Sie sie mit Pfeffer.
3. Backen Sie die Zucchinischeiben 8 Minuten bei 200°C.

Gefüllte Paprika

Portionen:4 Portionen

Arbeitszeit: Vorbereitung: 15 Minuten
Zubereitung: 15 Minuten

Schwierigkeitsgrad: leicht

Zutaten:

150 g körniger Frischkäse **I** 150 g Magerquark **I** ½ TL mildes Currypulver **I** 4 Stiele Dill **I** 2 rote Paprika **I** 2 gelbe Paprika **I** 1 rote Zwiebel **I** ½ Zitrone **I** etwas Pfeffer

Zubereitung:

1. Hacken Sie die Zwiebel fein und pressen Sie die halbe Zitrone aus.
2. Verrühren Sie Zitronensaft, Frischkäse, Magerquark und 3 - 4 EL Wasser zu einer glatten Masse.
3. Heben Sie die gehackte Zwiebel unter und schmecken Sie mit Currypulver und Pfeffer ab.
4. Waschen, halbieren und entkernen Sie die Paprika.
5. Füllen Sie die Paprikahälften mit der Frischkäsemischung.
6. Hacken Sie den Dill fein und bestreuen Sie die Paprikahälften vor dem Servieren damit.

Gegrillte Auberginen

Portionen: 4 Portionen

Arbeitszeit: Vorbereitung: 30 Minuten
Zubereitung: 30 Minuten

Schwierigkeitsgrad: leicht

Zutaten:

3 EL Olivenöl **I** 1 EL Balsamessig **I** 2 Auberginen **I** 1 Granatapfel **I** 1 Knoblauchzehe **I** ½ Bund Petersilie **I** etwas Salz

Zubereitung:

1. Halbieren Sie die gewaschenen Auberginen der Länge nach, salzen Sie diese und lassen sie 10 Minuten ziehen.
2. Schneiden Sie den Granatapfel in zwei Hälften und lösen Sie die Kerne aus der Frucht.
3. Hacken Sie den geschälten Knoblauch und die Petersilie fein und verrühren Sie den Knoblauch mit 2 EL Öl.
4. Tupfen Sie die Auberginen trocken, bestreichen Sie diese mit der Hälfte des Knoblauchöls und grillen Sie sie 10 -12 Minuten.
5. Wenden Sie die Auberginen während dieser Zeit öfter und bestreichen Sie mit dem restlichen Öl.
6. Bestreuen Sie die Auberginen vor dem Servieren mit den Granatapfelkernen und der Petersilie.

Nuggets aus Kohlrabi

Portionen: 2 Portionen

Arbeitszeit: Vorbereitung: 30 Minuten
Zubereitung: 60 Minuten

Schwierigkeitsgrad: mittel

Zutaten:

500 g Kohlrabi I 6 EL Sesam I 3 Handvoll Paniermehl I 2 Handvoll Mehl I 3 Eier I etwas Paprikapulver, Kümmelpulver und Pfeffer I Öl zum Braten

Zubereitung:

1. Heizen Sie den Backofen auf 200°C vor.
2. Vierteln Sie den geschälten Kohlrabi und schneiden ihn in 1 cm dicke Scheiben.
3. Würzen Sie den Kohlrabi mit Kümmelpulver und Pfeffer.
4. Geben Sie in einen Teller das Mehl, in den zweiten die verquirlten Eier und in den dritten die Mischung aus Paniermehl, Sesam und Paprikapulver.
5. Wenden Sie nun die Kohlrabischeiben erst im Mehl, dann in den Eiern und zum Schluss in der Paniermehlmischung.
6. Backen Sie die panierten Nuggets in heißem Öl goldbraun.
7. Lassen Sie die Kohlrabinuggets dann auf Küchenkrepp abtropfen und geben Sie diese dann auf ein mit Backpapier ausgelegtes Blech und garen Sie sie im Backofen weitere 15 Minuten.

Reibekuchen aus Gemüse und Spaghetti

Portionen: 4 Portionen

Arbeitszeit: Vorbereitung: 35 Minuten
Zubereitung: 60 Minuten

Schwierigkeitsgrad: leicht

Zutaten:

350 g Vollkornspaghetti I 80 g geriebener Emmentaler I 4 EL Olivenöl I 2 EL gemahlene Nussmischung I 3 Eier I 2 Frühlingszwiebeln I 1 Karotte I etwas Salz und Pfeffer

Zubereitung:

1. Bereiten Sie die Spaghetti nach Packungsanleitung zu.
2. Schneiden Sie die Lauchzwiebeln in feine Röllchen und die geschälte Karotte in feine Streifen.
3. Verquirlen Sie die Eier mit Käse, Salz und Pfeffer und mischen Sie das Gemüse, die Spaghetti und die gemahlenen Nüsse unter.
4. Erhitzen Sie das Öl in einer Pfanne und setzen Sie Garnierringe hinein.
5. Füllen Sie die Nudelmischung in die Ringe, drücken Sie diese flach und braten Sie die Reibekuchen von beiden Seiten hellbraun.
6. Entfernen Sie aber vor dem Wenden die Ringe.

Pfannkuchen mit Zucchini-Quark-Belag

Portionen: 4 Portionen

Arbeitszeit: Vorbereitung: 30 Minuten
Zubereitung: 55 Minuten

Schwierigkeitsgrad: leicht

Zutaten:

350 g Blätterteig | 300 g grüne Zucchini | 300 g gelbe Zucchini | 150 g Sojaquark | 150 g saure Sahne | 1 TL Olivenöl | 1 Stiel Basilikum | 1 Eigelb | etwas Pfeffer

Zubereitung:

1. Schneiden Sie die Zucchini längs in dünne Scheiben.
2. Verrühren Sie saure Sahne, Eigelb und Quark und würzen Sie mit Pfeffer.
3. Legen Sie den Blätterteig auf ein mit Backpapier ausgelegtes Blech und streichen Sie die Quarkmasse darauf.
4. Belegen Sie den Quark mit den Zucchinischeiben und beträufeln Sie das Ganze mit Olivenöl.
5. Backen Sie die Pfannkuchen 25 Minuten bei 180°C im Backofen.

6. Zwischenzeitlich waschen Sie das Basilikum und zupfen die Blättchen ab.
7. Garnieren Sie die Pfannkuchen vor dem Servieren mit den Basilikumblättchen.

Semmelknödel

Portionen: 2 Portionen

Arbeitszeit: Vorbereitung: 20 Minuten
Zubereitung: 30 Minuten

Schwierigkeitsgrad: mittel

Zutaten:

200 g gewürfelte Brötchen | 80 g Butter | 60 g Mehl | 4 EL getrocknete Steinpilze | 3 EL Rapsöl | 2 TL getrockneter Majoran | 1 TL getrocknete Zwiebeln | ½ TL Paprikapulver | ½ TL Piment | ½ TL Kümmelpulver | 2 Eier | 1 Bund Petersilie | 1 Zwiebel | etwas Pfeffer

Zubereitung:

1. Schneiden Sie die Zwiebel in kleine Würfel und braten Sie diese in Butter an.
2. Weichen Sie die getrockneten Pilze in Wasser ein.
3. Verteilen Sie die Buttermischung über den Semmelwürfeln und vermengen Sie beides kräftig miteinander.
4. Fügen Sie die Gewürze und die feingehackte Petersilie hinzu und mischen Sie alles miteinander.
5. Nehmen Sie die Steinpilze aus dem Wasser, verquirlen Sie dieses mit den Eiern und verrühren Sie das Gemisch mit den Semmelwürfeln.
6. Hacken Sie die Steinpilze fein und geben Sie sie ebenfalls dazu.
7. Lassen Sie die Masse 30 Minuten quellen.
8. Verkneten Sie nun das Mehl mit der Masse und formen Sie aus dem Teig Knödel.
9. Lassen Sie die Knödel 10 Minuten in siedendem Wasser ziehen und braten Sie dann im heißen Öl an.

Snacks

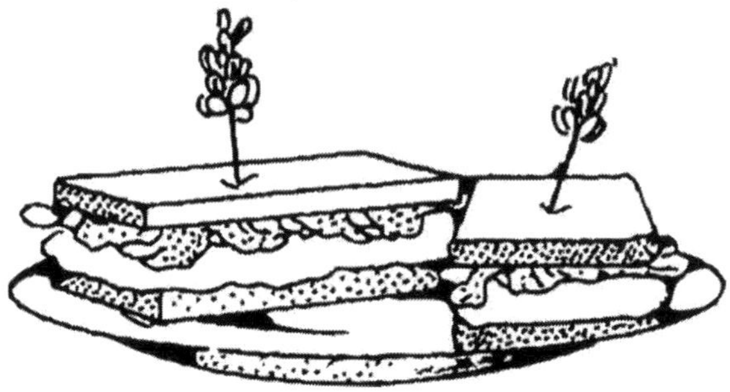

Feigen-Pistazien-Kugeln

Portionen: 25 Portionen

Arbeitszeit: Vorbereitung: 15 Minuten
Zubereitung: 15 Minuten

Schwierigkeitsgrad: leicht

Zutaten:

200 g getrocknete Feigen **|** 140 g gemahlene Pistazien **|** ½ TL Vanillepulver

Zubereitung:

1. Pürieren Sie 100 g gemahlene Pistazien, das Vanillepulver und die getrockneten Feigen zu einer cremigen Masse.
2. Formen Sie aus der Masse 25 Kugeln und wälzen Sie diese vor dem Verzehr in den restlichen Pistazien.

Gurken-Schafskäse-Canapes

Portionen: 6 Portionen

Arbeitszeit: Vorbereitung: 30 Minuten
Zubereitung: 30 Minuten

Schwierigkeitsgrad: leicht

Zutaten:

130 g Schafskäse I 2 EL Olivenöl I 2 EL weißer Balsamessig I 2 Salatgurken I 1 rote Paprika I 1 gelbe Paprika I ½ rote Zwiebel I etwas Pfeffer

Zubereitung:

1. Würfeln Sie die gewaschenen Paprika, ebenso wie die halbe geschälte Zwiebel.
2. Mischen Sie Paprika, Olivenöl, Zwiebeln, Essig und Pfeffer und lassen Sie die Mischung 10 Minuten ziehen.
3. Schneiden Sie die geschälten Gurken in dicke Scheiben und höhlen Sie diese soweit aus, dass sie noch einen Boden besitzen.
4. Bröckeln Sie den Schafskäse in kleine Stücke und geben Sie diese zur Paprikamischung.
5. Würzen Sie die Gurkenscheiben mit Pfeffer und füllen Sie sie mit der Mischung.
6. Stellen Sie die Canapes bis zum Servieren kalt.

Pastinakentaler

Portionen: 4 Portionen

Arbeitszeit: Vorbereitung: 40 Minuten
Zubereitung: 40 Minuten

Schwierigkeitsgrad: leicht

Zutaten:

3 Pastinaken | Sojaöl zum Frittieren | etwas Pfeffer

Zubereitung:

1. Schneiden Sie die geschälten Pastinaken der Länge nach in dünne Scheiben.
2. Erhitzen Sie das Öl stark und geben Sie die Pastinakenscheiben zum Frittieren hinein.
3. Lassen Sie die Pastinakentaler auf Küchenkrepp abtropfen und würzen Sie diese vor dem Verzehr mit Pfeffer.

Pikante Bällchen

Portionen: 4 Portionen

Arbeitszeit: Vorbereitung: 20 Minuten
Zubereitung: 20 Minuten

Schwierigkeitsgrad: leicht

Zutaten:

200 g Frischkäsezubereitung I 100 g Ziegenfrischkäse I 1 Bund Schnittlauch I etwas Zitronensaft, Salz und Pfeffer

Zubereitung:

1. Mischen Sie die beiden Sorten Frischkäse und schmecken Sie diese mit Salz, Pfeffer und Zitronensaft ab.
2. Schneiden Sie den gewaschenen Schnittlauch in feine Röllchen.
3. Formen Sie aus der Frischkäsemasse 16 Bällchen und wälzen Sie diese vor dem Verzehr in den Schnittlauchröllchen.

Sesam-Hackfleischkugeln

Portionen: 4 Portionen

Arbeitszeit: Vorbereitung: 30 Minuten
Zubereitung: 45 Minuten

Schwierigkeitsgrad: leicht

Zutaten:

500 g Hackfleisch vom Schwein I 50 g Reismehl I 4 EL Sesamsamen I 2 EL frisch gehacktes Koriandergrün I 1 TL frisch geriebener Ingwer I 1 Knoblauchzehe I 1 Ei I etwas Salz und Pfeffer

Zubereitung:

1. Hacken Sie den geschälten Knoblauch fein und geben Sie ihn mit dem Ei, dem Koriandergrün und dem Ingwer zum Hackfleisch und verkneten Sie alles kräftig.
2. Heben Sie dann so viel Reismehl unter, bis sich die Hackfleischmasse gut formen lässt.
3. Würzen Sie das Ganze noch mit Salz und Pfeffer, bevor Sie 16 Kugeln daraus formen.
4. Wenden Sie die Kugeln im restlichen Reismehl und frittieren Sie diese 3 - 4 Minuten in heißem Öl goldbraun.
5. Lassen Sie die frittierten Kugeln auf Küchenkrepp abtropfen und wälzen Sie sie vor dem Verzehr in den Sesamsamen.

Süße Verführungen

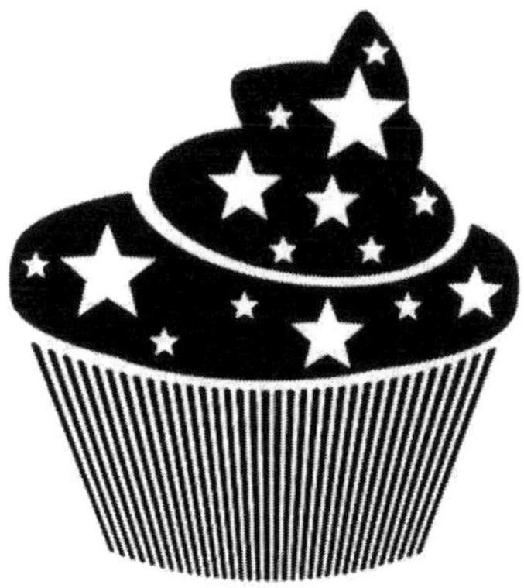

Apfelspalten

Portionen: 4 Portionen

Arbeitszeit: Vorbereitung: 30 Minuten
Zubereitung: 30 Minuten

Schwierigkeitsgrad: leicht

Zutaten:

100 g Speisestärke | 60 g Kokosblütenzucker | 4 Äpfel | Öl zum Ausbacken

Zubereitung:

1. Schneiden Sie die geschälten und entkernten Äpfel in Spalten.
2. Wälzen Sie die Apfelspalten in der Stärke.
3. Erhitzen Sie das Öl und frittieren Sie die Apfelspalten 3 Minuten goldgelb.
4. Lassen Sie die frittierten Apfelspalten auf einem Küchenkrepp abtropfen.
5. Gießen Sie das Öl bis auf eine geringe Menge aus dem Topf und geben Sie den Kokosblütenzucker und 2 - 3 EL Wasser hinein.
6. Erhitzen Sie alles unter ständigem Rühren, bis der Zucker karamellisiert ist.
7. Wenden Sie die Apfelspalten im Karamell und servieren Sie sie.

Avocado-Schokocreme

Portionen: 4 Portionen

Arbeitszeit: Vorbereitung: 5 Minuten
Zubereitung: 35 Minuten

Schwierigkeitsgrad: leicht

Zutaten:

40 g Carob | 40 ml Reissirup | 2 EL Kokosmilch | 1 TL Kokosraspel | ½ TL Vanillepulver | ½ TL gemahlene Chiasamen | 12 Himbeeren | 2 Avocados

Zubereitung:

1. Halbieren Sie die Avocados und geben Sie das Fruchtfleisch in eine Schüssel.
2. Fügen Sie Reissirup, Carob, Kokosmilch, Vanillepulver und gemahlene Chiasamen hinzu und pürieren Sie alles zu einer cremigen Masse.
3. Stellen Sie die Creme mindestens 30 Minuten kalt.
4. Garnieren Sie die Avocado - Schokocreme mit den gewaschenen Himbeeren und den Kokosraspeln.

Bananen-Polenta-Gratin

Portionen: 4 Portionen

Arbeitszeit: Vorbereitung: 5 Minuten
Zubereitung: 25 Minuten

Schwierigkeitsgrad: leicht

Zutaten:

60 g Polenta I 50 g Kokosblütenzucker I 200 ml Kokosmilch I 2 Bananen I etwas Puderzucker

Zubereitung:

1. Heizen Sie den Backofen auf 180°C vor.
2. Bringen Sie die Kokosmilch, den Zucker und 100 ml Wasser zum Kochen.
3. Rühren Sie die Polenta ein, nehmen den Topf vom Herd und lassen das Ganze unter weiterem Rühren 3 Minuten ausquellen.
4. Schneiden Sie die geschälten Bananen in Scheiben.
5. Verteilen Sie die Bananenscheiben auf der Polenta und drücken Sie diese leicht ein.
6. Überbacken Sie die Polenta 15 Minuten im Backofen und bestreuen Sie diese vor dem Servieren mit Puderzucker.

Backbananen

Portionen: 4 Portionen

Arbeitszeit: Vorbereitung: 25 Minuten
Zubereitung: 25 Minuten

Schwierigkeitsgrad: leicht

Zutaten:

4 EL Kokosflocken | 1 EL Zitronensaft | 4 TL Reissirup | 2 TL Butter | 4 Bananen | 2 Stiele Zitronenmelisse

Zubereitung:

1. Schmelzen Sie Reissirup und Butter in einem Topf und lassen das Ganze dann abkühlen.
2. Hacken Sie die Zitronenmelisse fein und rühren Sie dieses samt dem Zitronensaft unter die Mischung.
3. Schälen sie die Bananen, legen Sie sie dann auf ein mit Backpapier ausgelegtes Blech und bestreichen Sie diese dann mit der Reissirupmischung.
4. Bestreuen Sie die Bananen dann mit den Kokosflocken und überbacken Sie sie ca. 5 Minuten bei 180°C im vorgeheizten Backofen.

Bananenküchlein

Portionen: 2 Portionen

Arbeitszeit: Vorbereitung: 15 Minuten
Zubereitung: 15 Minuten

Schwierigkeitsgrad: leicht

Zutaten:

225 g Blätterteig | 3 EL Kokosblütenzucker | 3 EL Kokosflocken | 2 EL Aprikosenkonfitüre | 2 Bananen | etwas Mehl für die Arbeitsfläche

Zubereitung:

1. Rollen Sie den Blätterteig auf einer bemehlten Arbeitsfläche aus und legen Sie ihn auf ein kleines mit Backpapier ausgelegtes Blech.
2. Schneiden Sie die geschälten Bananen schräg in Scheiben.
3. Mischen Sie die Kokosflocken mit dem Zucker und verteilen Sie die Mischung auf dem Teig.
4. Legen Sie die Bananenscheiben darauf und backen Sie das Küchlein 15 - 20 Minuten bei 225°C im Backofen.
5. Erwärmen Sie die Aprikosenkonfitüre, rühren Sie sie glatt und bestreichen Sie die Bananen damit.

Chia-Bananencreme

Portionen: 4 Portionen

Arbeitszeit: Vorbereitung: 15 Minuten
Zubereitung: 1 Nacht

Schwierigkeitsgrad: leicht

Zutaten:

250 g Soja - Joghurt **I** 60 g Chiasamen **I** 250 ml ungesüßte Mandelmilch **I** 2 EL Reissirup **I** ½ TL Vanillepulver **I** 2 Bananen **I** etwas Salz und Kurkuma

Zubereitung:

1. Verrühren Sie am Abend zuvor Chiasamen, Mandelmilch, Reissirup, Joghurt, Salz und Vanillepulver und heben eine zerdrückte Banane unter.
2. Lassen Sie alles noch 20 Minuten quellen und stellen Sie das Ganze über Nacht in den Kühlschrank.
3. Füllen Sie die Creme am nächsten Morgen in Schälchen.
4. Schneiden Sie die 2. Banane in Scheiben und garnieren Sie die Creme damit und mit etwas Kurkumapulver.

Erdbeeren mit Schokoladenglasur

Portionen: 4 Portionen

Arbeitszeit: Vorbereitung: 20 Minuten
Zubereitung: 30 Minuten

Schwierigkeitsgrad: leicht

Zutaten:

400 g Erdbeeren | 100 g Zartbitterkuvertüre | 2 Kardamonkapseln

Zubereitung:

1. Brechen Sie die Kardamonkapseln auf, lösen den Samen aus und zerstoßen diesen in einem Mörser.
2. Hacken Sie die Kuvertüre grob und geben Sie sie in einen Schlagkessel.
3. Fügen Sie die Kardamonsamen hinzu.
4. Lassen Sie dann die Kuvertüre im heißen Wasserbad unter Rühren schmelzen.
5. Halten Sie die gewaschenen Erdbeeren am Stielansatz und tauchen Sie diese zu ⅔ in die Kuvertüre.
6. Servieren Sie die Erdbeeren nach dem Trocknen der Glasur.

Fruchtsalat

Portionen: 4 Portionen

Arbeitszeit: Vorbereitung: 20 Minuten
Zubereitung: 20 Minuten

Schwierigkeitsgrad: leicht

Zutaten:

200 g Honigmelone I 150 g Physalis I 150 g Erdbeeren I 1 Orange I 1 Papaya I 1 Mango I ½ Ananas I ½ Zitrone

Zubereitung:

1. Pressen Sie Orange und Zitrone aus und schälen Sie Papaya, Mango und die halbe Ananas.
2. Schneiden Sie das Fruchtfleisch der Papaya klein.
3. Würfeln Sie das Fruchtfleisch von Ananas, Mango und Melone.
4. Waschen und halbieren Sie die Physalis und die Erdbeeren.
5. Mischen Sie das Obst mit Orangen - und Zitronensaft und servieren es in Schälchen.

Grießbrei mit Pflaumenmus

Portionen: 1 Portion

Arbeitszeit: Vorbereitung: 10 Minuten
Zubereitung: 10 Minuten

Schwierigkeitsgrad: leicht

Zutaten:

200 ml Sojamilch | 3 EL Vollkorngrieß | 1 Pflaume

Zubereitung:

1. Würfeln Sie die gewaschene und entsteinte Pflaume klein.
2. Geben Sie die Pflaumenwürfel mit 2-3 EL Wasser in einen Topf und kochen Sie diese 4-5 Minuten zu Mus.
3. Erhitzen Sie die Sojamilch in einem zweiten Topf, fügen Sie den Grieß hinzu, lassen alles aufkochen und danach unter Rühren 3 Minuten quellen.
4. Geben Sie den Grießbrei in ein Schälchen und servieren Sie ihn mit dem Pflaumenmus.

Kakiquark mit Sternenfruchtscheiben

Portionen: 2 Portionen

Arbeitszeit: Vorbereitung: 15 Minuten
Zubereitung: 15 Minuten

Schwierigkeitsgrad: leicht

Zutaten:

500 g Sojaquark | 100 ml Kokosmilch | 1 EL Reissirup | 2 TL Leinsamen | 1 Sternenfrucht | 1 Kaki

Zubereitung:

1. Verrühren Sie den Quark mit der Kokosmilch und dem Reissirup.
2. Schneiden Sie die Sternenfrucht in Scheiben und das Fruchtfleisch der Kaki in Würfel.
3. Mischen Sie die Hälfte der Kakiwürfel unter den Quark und garnieren Sie diesen vor dem Servieren mit den restlichen Kakiwürfeln und den Sternenfruchtscheiben.

Kaiserschmarrn

Portionen: 2 Portionen

Arbeitszeit: Vorbereitung: 30 Minuten
Zubereitung: 30 Minuten

Schwierigkeitsgrad: leicht

Zutaten:

60 g Dinkel - Vollkornmehl I 50 g blütenzarte Haferflocken I 100 ml Soja - Milch I 3 EL Apfelsaft I 2 EL Butter I 2 EL Reissirup I 2 Eier I 1 Birne I 1 Sternanis I 1 Zimtstange I etwas Zimt und Salz

Zubereitung:

1. Trennen Sie die Eier und vermischen Sie die Eigelbe mit Mehl, Haferflocken, Milch, etwas Salz und 1 EL Reissirup.
2. Lassen Sie die Mischung 10 Minuten quellen.
3. Schneiden Sie zwischenzeitlich die geschälte und entkernte Birne in Spalten.
4. Geben Sie die Birnenspalten mit dem restlichen Reissirup, Apfelsaft, Sternanis und Zimt in einen Topf, lassen alles kurz aufkochen und stellen es dann beiseite.
5. Schlagen Sie das Eiweiß steif und heben es unter die Haferflockenmischung.
6. Braten Sie den Teig in 1 EL Butter bei mittlerer Hitze 5 Minuten von beiden Seiten.
7. Zerteilen Sie den Teig mit 2 Bratwendern, fügen Sie die restliche Butter hinzu, bestreuen Sie das Ganze mit Zimt und braten es weitere 3 Minuten.
8. Servieren Sie den Kaiserschmarrn mit den Birnenspalten.

Karamellsüßspeise

Portionen: 4 Portionen

Arbeitszeit: Vorbereitung: 30 Minuten
Zubereitung: 60 Minuten

Schwierigkeitsgrad: mittel

Zutaten:

80 g Rohrohrzucker | 200 ml Hafermilch | 150 ml Sojacreme | 30 ml Reissirup | ½ TL Vanilleextrakt | 2 Eigelbe | 1 Ei

Zubereitung:

1. Verquirlen Sie den Reissirup, das Ei und die Eigelbe.
2. Kochen Sie die Hafermilch mit der Sojacreme und dem Vanilleextrakt auf und gießen Sie dieses unter Rühren in die Eimasse.
3. Lassen Sie 2 EL Wasser mit dem Zucker köcheln, bis der Rohrohrzucker goldbraun ist.
4. Schwenken Sie nun das Karamell so lange in den Förmchen, bis es gleichmäßig auf dem Boden verteilt ist.
5. Gießen Sie dann die Eiermilch durch ein Sieb auf das Karamell und stellen Sie die Förmchen in eine Auflaufform.
6. Füllen Sie die Auflaufform nun bis zur Hälfte der Förmchen mit kochendem Wasser und lassen Sie das Ganze 30 Minuten bei 180°C im Backofen.
7. Stürzen Sie die Creme nach dem Abkühlen auf Teller und servieren Sie sie.

Kirschen-Erdbeerencreme

Portionen: 2 Portionen

Arbeitszeit: Vorbereitung: 20 Minuten
Zubereitung: 20 Minuten

Schwierigkeitsgrad: leicht

Zutaten:

250 g Kirschen | 200 g Erdbeeren | 40 g Soja - Joghurt | 200 ml Kirschsaft | 3 EL Zitronensaft | 1 EL Speisestärke | ½ Vanilleschote

Zubereitung:

1. Halbieren Sie Kirschen und Erdbeeren.
2. Erhitzen Sie 150 ml Kirschsaft und den Zitronensaft in einem Topf.
3. Geben Sie das Mark der halben Vanilleschote dazu und kochen Sie alles auf.
4. Mischen Sie den restlichen Saft mit der Speisestärke und geben Sie das Gemisch ebenfalls in den Topf.
5. Lassen Sie das Ganze bei schwacher Hitze unter Rühren andicken und nehmen Sie den Topf dann vom Herd.
6. Heben Sie das Obst unter und lassen Sie die Creme einige Minuten abkühlen.
7. Füllen Sie die Creme in Schälchen und garnieren Sie diese vor dem Servieren mit Joghurt.

Kokosstäbchen

Portionen: 20 Portionen

Arbeitszeit: Vorbereitung: 40 Minuten
Zubereitung: 170 Minuten

Schwierigkeitsgrad: leicht

Zutaten:

150 g Dinkel - Vollkornmehl | 100 g kalte Margarine | 50 g Kokosraspel | 40 g Puderzucker | 2 EL Kokosmilch | 1 TL Limettenschale | etwas Salz und Kokosraspeln zum Wenden

Zubereitung:

1. Mischen Sie Mehl, Kokosraspeln, Limettenabrieb und Puderzucker.
2. Geben Sie Margarine und Kokosmilch hinzu und verkneten Sie alles zu einem glatten Teig.
3. Wickeln Sie den Teig in Frischhaltefolie und legen ihn für 1 - 2 Stunden in den Kühlschrank.
4. Heizen Sie den Backofen auf 180°C vor.

5. Formen Sie den Teig portionsweise zu Rollen, von denen Sie fingerdicke Stücke abschneiden.
6. Fertigen Sie aus den Stücken längliche Stäbchen und legen Sie diese auf ein mit Backpapier ausgelegtes Blech.
7. Backen Sie die Kokosstäbchen 12 Minuten im Backofen, wenden Sie diese noch in warmem Zustand in den Kokosraspeln und lassen Sie sie dann vor dem Servieren auf einem Kuchengitter auskühlen.

Kartoffel-Quark-Kekse

Portionen: 4 Portionen

Arbeitszeit: Vorbereitung: 35 Minuten
Zubereitung: 35 Minuten

Schwierigkeitsgrad: mittel

Zutaten:

600 g Kartoffeln I 130 g Dinkelmehl Type1050 I 4 EL Sojaquark I 4 EL Rohrohrzucker I 3 EL gehackte Rosinen I 2 EL Sojamehl I 2 EL Rapsöl I 1 EL Limettensaft I 2 Äpfel I etwas Zimt

Zubereitung:

1. Kochen Sie die Kartoffeln 15 - 20 Minuten in kochendem Wasser weich.
2. Pellen Sie die Kartoffeln nach dem Kochen und pressen Sie diese durch eine Kartoffelpresse.
3. Vermengen Sie die Kartoffelmasse mit 2 EL Zucker, Sojaquark, Dinkel - und Sojamehl, sowie mit Limettensaft und gehackten Rosinen.
4. Formen Sie dann mit feuchten Händen aus dem Plätzchen, die Sie in einer Pfanne mit heißem Öl von beiden Seiten 5 Minuten goldgelb braten und dann bei schwacher Hitze im Ofen warm halten.
5. Würfeln Sie die geschälten und entkernten Äpfel klein und dünsten Sie diese mit 1 EL Zucker und etwas Zimt 6 Minuten bei mittlerer Hitze an.
6. Gießen Sie 50 ml Wasser zu und lassen das Ganze weitere 5 Minuten köcheln.
7. Servieren Sie die Kekse mit dem Apfelkompott und mit dem restlichen Zucker bestreut.

Käsekuchen in Stangen

Portionen: 12 Portionen

Arbeitszeit: Vorbereitung: 10 Minuten
Zubereitung: 60 Minuten

Schwierigkeitsgrad: leicht

Zutaten:

500 g Sojaquark | 300 g zuckerfreies Apfelmus | 125 g Weizengrieß | 80 g Kokosblütenzucker | 60 g Butter | 50 g getrocknete Mango | 2 Eier | 1 Päckchen Vanillezucker

Zubereitung:

1. Verrühren Sie mit dem Handmixer Eier, Zucker, Vanillezucker, 50 g Butter und geben Sie den Quark löffelweise zu.
2. Fügen Sie Apfelmus und den Grieß hinzu und heben Sie die gewürfelte Mango unter.
3. Fetten Sie eine rechteckige Backform mit der restlichen Butter aus, füllen Sie den Teig hinein und backen ihn 40 Minuten bei 180°C.
4. Lassen Sie den Kuchen in der Form etwas abkühlen, bevor Sie ihn in Stangen schneiden.

Obstquark

Portionen: 1 Portion

Arbeitszeit: Vorbereitung: 5 Minuten
Zubereitung: 5 Minuten

Schwierigkeitsgrad: leicht

Zutaten:

3 EL Sojaquark | 3 EL Hafermilch | 2 EL kaltgepresstes Bio - Leinöl | 1 Handvoll Obst nach Belieben | etwas Reissirup

Zubereitung:

1. Mischen Sie alle Zutaten bis auf das Obst kräftig miteinander und süßen alles mit etwas Reissirup.
2. Schneiden Sie das Obst in mundgerechte Stücke und heben es unter die Quarkmischung.

Pistaziensüßspeise

Portionen: 4 Portionen

Arbeitszeit: Vorbereitung: 30 Minuten
Zubereitung: 210 Minuten

Schwierigkeitsgrad: mittel

Zutaten:

100 g gemahlene Pistazien | 50 g Kokosblütenzucker | 250 ml Hafermilch | 100 ml Sojasahne | 3 Blätter Gelatine | 2 Eigelbe | ½ Vanilleschote

Zubereitung:

1. Weichen Sie die Gelatine in kaltem Wasser ein.
2. Erhitzen Sie die Hafermilch langsam, kratzen Sie das Mark aus der halben Vanilleschote und geben Sie es mit den Pistazien dazu.
3. Lassen Sie alles kurz aufkochen und stellen es zur Seite.
4. Schlagen Sie Eigelbe und Kokosblütenzucker über dem heißen Wasserbad schaumig.
5. Rühren Sie dann die Milch unter ständigem Schlagen ein und führen Sie das fort, bis die Masse sich leicht bindet.
6. Drücken Sie die Gelatine aus und lösen Sie diese in der warmen Creme auf.
7. Schlagen Sie das Ganze über einem Eiswasserbad kalt und die Sojasahne steif.
8. Heben Sie die steifgeschlagene Sahne unter die abgekühlte Creme, füllen Sie die fertige Süßspeise in Schälchen und stellen Sie diese mindestens für 3 Stunden in den Kühlschrank, bevor Sie sie servieren.

Quark-Joghurt-Creme mit Haferflocken

Portionen: 4 Portionen

Arbeitszeit: Vorbereitung: 15 Minuten
Zubereitung: 15 Minuten

Schwierigkeitsgrad: leicht

Zutaten:

350 g Sojajoghurt **I** 150 g Sojaquark **I** 6 EL Reissirup **I** 2 EL kernige Haferflocken **I** 2 EL Maispop **I** 1 EL Kokosblütenzucker **I** 1 TL Zitronensaft

Zubereitung:

1. Schmelzen Sie den Kokosblütenzucker in einer Pfanne, karamellisieren Sie 1 - 2 Minuten unter Rühren die Haferfocken und Maispops darin und geben Sie diese dann auf einen Teller zum Auskühlen.
2. Verrühren Sie Quark, Joghurt und Zitronensaft und geben Sie die Mischung in 4 Schälchen.
3. Träufeln Sie je 1,5 EL Reissirup darüber und bestreuen die Creme vor dem Servieren mit der Haferflockenmischung.

Reisbrei

Portionen: 4 Portionen

Arbeitszeit: Vorbereitung: 40 Minuten
Zubereitung: 40 Minuten

Schwierigkeitsgrad: leicht

Zutaten:

220 g Milchreis I 700 ml Hafermilch I 4 EL Rohrohrzucker I 2 EL Sojacreme I 1 EL Mandelbutter I ¼ TL Bio - Zitronenschale I etwas Vanillepulver und Zimt

Zubereitung:

1. Bringen Sie die Margarine, die Hafermilch, das Vanillepulver und 2 EL Rohrohrzucker zum Kochen.
2. Rühren Sie den Reis unter und lassen alles 20 - 25 Minuten bei schwacher Hitze köcheln.
3. Nehmen Sie danach den Topf vom Herd und lassen den Reis 10 Minuten quellen.
4. Heben Sie dann Zitronenschale und Sojacreme unter den Reis.
5. Vermengen Sie Zucker und Zimt und streuen Sie die Mischung vor dem Servieren über den Milchreis.

Waffeln mit Joghurt und Granatapfelkernen

Portionen: 8 Portionen

Arbeitszeit: Vorbereitung: 5 Minuten
Zubereitung: 10 Minuten

Schwierigkeitsgrad: leicht

Zutaten:

160 g Soja - Joghurt I 100 g Sojaquark I 50 g Butter I 6 EL Eiweißpulver (Schokoladen - oder Vanillegeschmack) I 2 EL Rapsöl I 4 Eier I 1 Granatapfel

Zubereitung:

1. Heizen Sie das Waffeleisen vor und schmelzen Sie die Butter in einem Topf.
2. Fügen Sie Quark, Eier und Rapsöl hinzu und vermengen alles mit einem Handmixer.
3. Rühren Sie das Eiweißpulver darunter und backen Sie die Waffeln goldbraun.
4. Halbieren Sie den Granatapfel und lösen Sie die Kerne aus.
5. Garnieren Sie die Waffeln vor dem Servieren mit 1 EL Joghurt und den Granatapfelkernen.

Nachwort

Die ganz eigene Persönlichkeit eines jeden Kindes ist der perfekte Ansatz, über einen ebenso individuellen Beikostweg für diesen kleinen Menschen nachzudenken. Wenn Sie beginnen, mit den Augen Ihres Kindes zu sehen, werden Sie sehr schnell die Logik darin erkennen, warum die breifreie Ernährung die ideale Beikostmethode ist.

Neben der Unterstützung der natürlichen Entwicklung Ihres Kindes verhilft die breifreie Beikost der gesamten Familie dazu, sich mit einem gesunden Ernährungsstil auseinanderzusetzen und unnötige Kämpfe am Familientisch zu vermeiden. Es begünstigt auf natürliche Art und Weise den kindlichen Reifungsprozess und verhilft Ihrem Baby ganz nebenbei durch die lebendige Teilnahme an Familienmahlzeiten seine Persönlichkeit zu entfalten und seine sozialen Kompetenzen zu erweitern. Aber auch die bewusste Wahrnehmung des Sättigungsgefühls sowie die natürliche Steuerung des Appetits stehen bei dieser Beikostmethode im Fokus, sodass bereits in sehr frühen Jahren die Grundsäulen für einen gesunden Ernährungsstil gelegt werden.

Schon sind wir am Ende unseres breifreien Ausflugs angelangt und hoffen, dass Ihnen die Stationen unseres Streifzugs viele wertvolle Informationen und Inspirationen vermitteln konnten.

Zum Abschluss noch ein Hinweis in eigener Sache:

In diesem Buch wurde bewusst auf den Einsatz von Bildern verzichtet, um Ihnen die besten Rezepte zu einem erschwinglichen Preis liefern zu können. Farbbilder erhöhen leider die Druckkosten auf Amazon um ein Wesentliches.

Haftungsausschluss

Urheberrecht

Impressum

1. Auflage

Kontakt: Belinda Derflinger, Auergütlweg 10, 4030 Linz, Österreich

Printed in Poland
by Amazon Fulfillment
Poland Sp. z o.o., Wrocław

68112916R00090